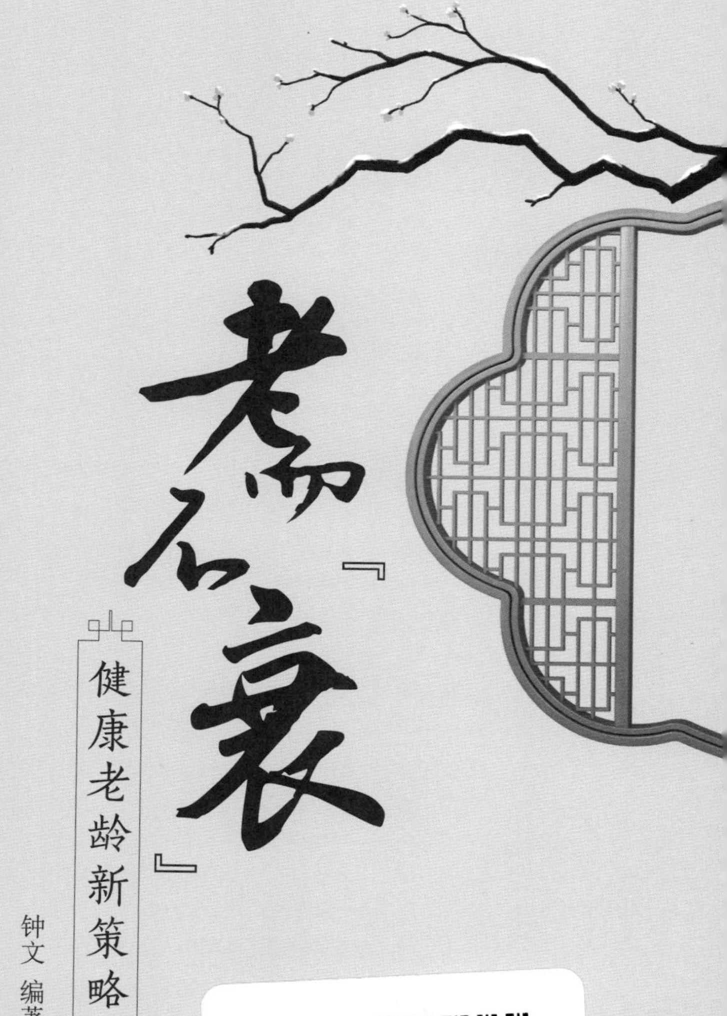

『老而不衰』

健康老龄新策略

钟文 编著

四川科学技术出版社

图书在版编目（CIP）数据

老而不“衰”：健康老龄新策略 / 钟文编著. --
成都：四川科学技术出版社，2024.1
ISBN 978-7-5727-1271-5

Ⅰ. ①老… Ⅱ. ①钟… Ⅲ. ①老年人—保健 Ⅳ.
①R161.7

中国国家版本馆CIP数据核字（2024）第007395号

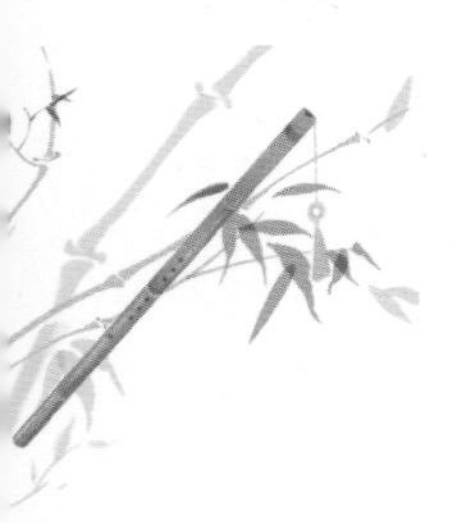

老而不“衰”
健康老龄新策略

LAO ER BU “SHUAI”
JIANKANG LAOLING XIN CELÜE

钟文 编著

出 品 人 程佳月
策划编辑 林佳馥
责任编辑 唐晓莹
助理编辑 刘倩枝
校　　对 苏梦悦 赵 成
封面设计 四川省经典记忆文化传播有限公司
插画设计 yavin
装帧设计 四川省经典记忆文化传播有限公司
责任出版 欧晓春
出版发行 四川科学技术出版社
地址：成都市锦江区三色路238号 邮政编码：610023
官方微博：http://weibo.com/sckjcbs
官方微信公众号：sckjcbs
传真：028-86361756
成品尺寸 170 mm × 235 mm
印　　张 13.75
字　　数 275千
印　　刷 成都市金雅迪彩色印刷有限公司
版　　次 2024年1月第1版
印　　次 2024年1月第1次印刷
定　　价 55.00元

ISBN 978-7-5727-1271-5

邮　　购：成都市锦江区三色路238号新华之星A座25层 邮政编码：610023
电　　话：028-86361758

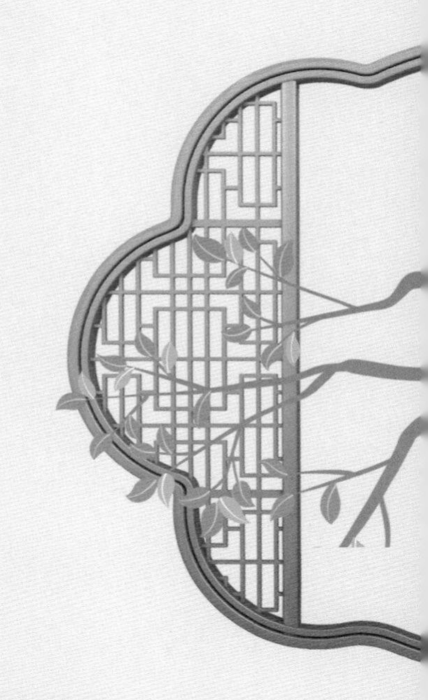

本书资助基金

四川省科学技术厅（科技创新基地和人才计划）："健康老龄"科普及传播研究（No.2022JDKP0077）

成都市哲学社会科学项目：健康养老与衰弱防治的科普及文化传播（QN 2920210112）

国家自然科学基金（青年基金）：基于"脾主肌肉"理论研究益气健脾活血法调控mTOR信号通路干预衰老糖尿病大鼠肌量减损的分子机制（No.81804157）

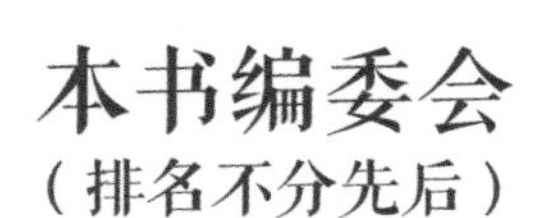

本书编委会

（排名不分先后）

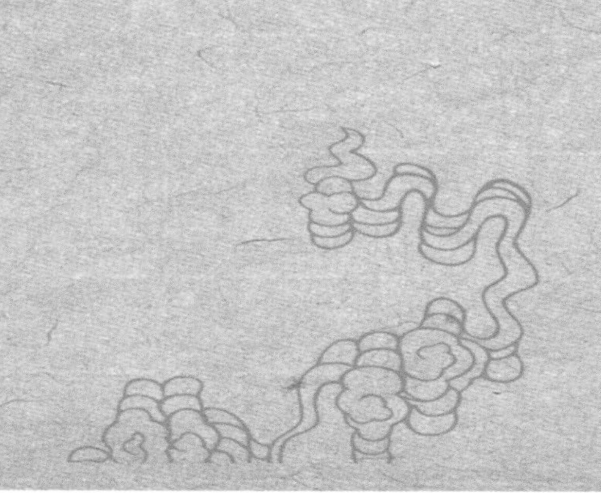

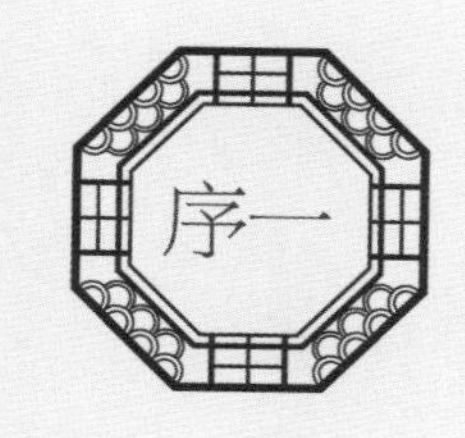

序一

中医，是几千年来中国传统文化之瑰宝，又是护佑中华民族昌盛的基石。在老龄化社会新的疾病谱中，中医仍然发挥着重要的防病治病、养生保健作用，助力建设健康老龄社会。

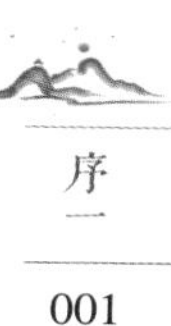

2023年，国家中医药管理局提出："建立以临床需求为导向的科研机制，充分发挥中医整体优势，结合老年人多病共患的生理病理特点和多病共管的临床诊疗特点，围绕老年人常见的慢性呼吸道疾病、代谢性疾病和老年痴呆、帕金森病等疾病，以及老年性虚弱、肌少症等对老年人健康造成重大影响的疾病和治疗难点，开展临床科研一体化研究，提升临床疗效。"值得注意的是，"老年性虚弱、肌少症"首次和其他老龄重大慢性疾病相提并论，二者作为密切关联且具有较大临床诊疗价值的老年综合征，其防治的重要性终于体现在国家指导性卫生政策中。

医学进步日新月异，十多年前国内还鲜有关于"老年性虚弱、肌少症"的探讨，而如今相关的学术论文、专著、科普读物早已卷帙浩繁。本书的主创团队在此领域十年如一日地持续耕耘，硕果累累，尤其是《老而不"衰"　健康老龄新策略》一书，围绕老年衰弱及肌少症介绍中西医防治方法以及健康老龄的跨文化思考，给人耳目一新的感觉。

虽然目前图书市场已经有很多作品讲述老年衰弱、肌少症的防治，但大部分阐述的是现代医学观点、诊治流程及研究结果，鲜有作品从传统中医药的角度探讨如何防治老年衰弱、肌少症。事实上，目前老年衰弱、肌少症的防治主要包括原发疾病治疗、营养补充以及运动处方，仍然缺少安全有效的药物干预。然而，这也正是古老传统的中医学在老龄化的时代背景下大放异彩的契机。

本书的主创团队有深厚的中医功底，因而基于中医思考提出了许多有趣的见解。例如，《素问》提到“脾主身之肌肉”，脾与肌肉密切相关，“健脾”是否为治疗肌少症的有效方法？《素问》又曰“治痿者，独取阳明何也”，“阳明”即足阳明胃经，针灸足阳明胃经是否有助于改善痿症？中医的“阴阳”与“五行”是不是最为原始而朴素的人体稳态系统？中医“卫气”和免疫衰老是否有联系？增强“卫气”能否对抗老年衰弱？如何增强“卫气”的功用？《神农本草经》所言“久服轻身”，老年衰弱、肌少症患者往往表现为身体沉重而行动不便，那么“久服轻身”的中药是否可用于防治老年衰弱、肌少症？

毫无疑问，中医是一个关于生命与健康的知识宝库，本书挖掘的诸多传统医学观点或许正是部分老龄问题的解决之道。然而，新的时代对中医现代化提出了新的要求，挖掘中医宝库的同时需要探索科学的内涵。正所谓守正创新、传承经典，国之瑰宝、续彩华章。

本书有助于拓展老龄健康观念，是一本汇通中西、可读性强的作品，推荐广大中老年朋友阅读。

谢锡亮

甲辰年春于蓉城

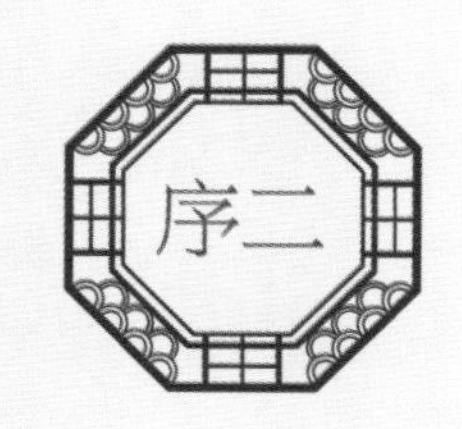

序二

人口老龄化已经成为不可逆转的全球性趋势。当前，我国正处于由快速老龄化社会向深度老龄化社会转变的关键阶段，积极应对人口老龄化已确定为国家战略。中医药在应对人口老龄化战略中能够发挥关键作用。2020 年，党的十九届五中全会提出“实施积极应对人口老龄化国家战略”，标志着我国应对人口老龄化进入一个新阶段。《中共中央国务院关于加强新时代老龄工作的意见》指出“做好国家基本公共卫生服务项目中的老年人健康管理和中医药健康管理服务”，强调了中医药健康管理服务在新时代老龄工作中的关键作用。

《老而不“衰”　健康老龄新策略》一书，是以老年衰弱、肌少症为核心主题的一本优秀的老年健康科普读物。编写团队集中了一批长期从事中西医老年医学临床、教学、科研的一线医生、学者，实力雄厚，经验丰富，以医学科普的方式帮助大众了解老年衰弱的防治方法，助力建设健康老龄社会。

全书以“老年衰弱”为切入点，介绍了“衰弱”的原因，并且给出了建议，总结完善了老年人群养生保健的认知结构；详细解释了老年衰弱、肌少症、认知衰弱、免疫衰老的基本知识，其中包括其内涵、诊断、防治，并且从共病管理、合理饮食、运动等方面给出了保持“老而不衰”的方法。书中专章提出和讨论“遵生”，从形与神俱、四气调神、顺其自然、艾灸补虚等方面达到“尽终其天年”。本书亦提出了“健康老龄新观念”，譬如老年人内在能力、成功老龄化、复原力、有产出的老龄等，有助于老龄化社会更好地发展。

全书关注热点，中西汇通，深入浅出，简洁实用，通俗易懂。既给出了专业的诊断标准，又介绍了简便可行的判定方法；既有简明的理论探讨，又有具体的实践指导。本书适用于各科医生、医学生以及老年人群阅读，可以帮助其学习和掌握老年衰弱等基础知识和干预方式。为积极应对人口老龄化发展趋势，全书探索了中西多元化的健康服务模式，以期为应对全球人口老龄化贡献“中国方案”。

王刚

癸卯年重阳节于蓉城

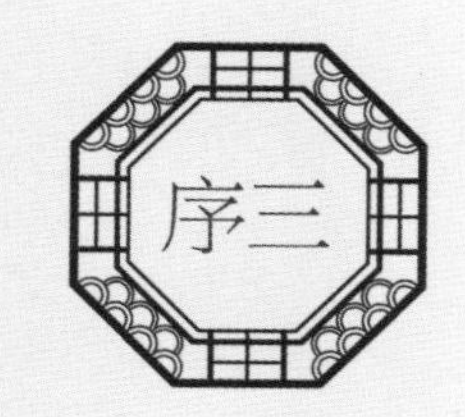

序三

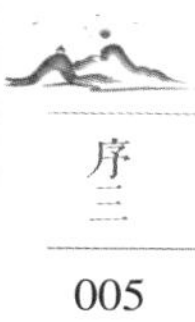

全面推进健康中国建设，实施积极应对人口老龄化国家战略，是我国实现人口高质量发展、支持中国式现代化的关键。第七次全国人口普查数据显示，我国 60 岁及以上人口已达 2.64 亿人，占全国总人口的 18.7%。未来我国老龄化程度将持续加深，预计“十四五”时期老年人口总数将突破 3 亿。

习近平总书记指出，“老龄问题是中央最关心的问题之一”“有效应对我国人口老龄化，事关国家发展全局，事关亿万百姓福祉”。为了认真学习贯彻习近平总书记关于老龄工作系列重要论述，深入贯彻落实《中共中央 国务院关于加强新时代老龄工作的意见》和《“健康中国 2030”规划纲要》，积极应对人口老龄化，切实提高广大老年人群对中医药服务的了解，满足老年人群不断增长的健康需要，成都中医药大学附属医院（四川省中医医院）老年病科专家团队围绕衰弱的最新进展和中医药优势，编著科普读物《老而不“衰” 健康老龄新策略》，让老年人群了解老年综合征，尤其是老年衰弱与肌少症，知晓老龄健康应对之策。

本书聚焦老年人关心的健康问题，针对老年衰弱、肌少症、共病管理与多重用药、认知衰弱、免疫衰老等，围绕老年衰弱这一核心主题，解答老年人群关于其早期发现、自我筛查、饮食指导、运动健康、中医养生等相关领域的疑惑，介绍了健康老龄的新观念，致力于提高老年人群的健康素养，将积极老龄观、健康老龄化的理念传递给公众，让老年人能够享受更高质量的老年幸福生活。

健康知识的科普，是健康老龄化的第一步。老年朋友们只有主动健康，做好自己老龄健康的第一责任人，积极养老防衰，才是根本之道。“老吾老，以及人之老”，乃中华文明的传统美德。本书的出版，期望在积极应对人口老龄化的今天，为实现“老有所养、老有所医、老有所为、老有所学、老有所教、老有所乐”的老龄工作目标作出贡献。

吾乐以为序。

任正樾

甲辰年春于蓉城

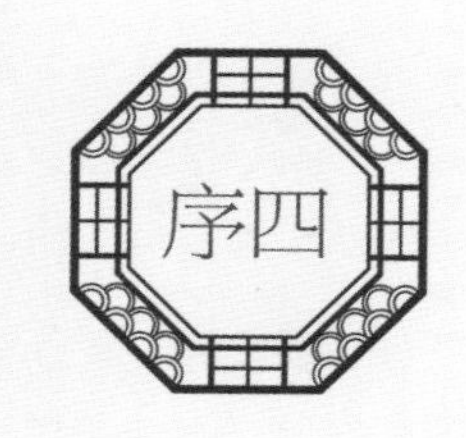

银发浪潮来临之时，全球社会均存在老龄化危机，个人、家庭、医疗体系以及社会经济等均面临巨大的挑战。衰老、增龄相关疾病和异常状态的研究吸引了广大临床医生、科学研究者关注。既往的关注点主要集中在老年人群各种疾病的诊治策略，然而，老年人群经历了漫长的生命周期，往往合并多种慢性常见病、多发病，其病理基础盘根错节，这一状况给慢病管理、多重用药带来了极大的挑战。

近年来，老年医学的关注点有了新的方向，老年科学的研究展开了新的篇章。老年综合征，是由多种疾病或多种原因导致的老年人同一种临床表现或临床症状的症候群，包括痴呆、失眠、跌倒、头晕、便秘、肌少症、老年衰弱、吞咽障碍以及多重用药。其中，老年衰弱和肌少症是两个密切相关的老年综合征，早期识别及干预对逆转病情、延缓恶化具有重要的临床价值。《老而不“衰”　健康老龄新策略》一书即是紧密围绕老年衰弱、肌少症的核心主题展开阐释的科普读物。

2022 年，国家卫生健康委员会等 15 个部门联合印发的《“十四五”健康老龄化规划》明确提出，“实施积极应对人口老龄化国家战略”，并高屋建瓴地指出老年医疗服务需由单病种模式向多病共治模式转变。为响应国家卫生健康委员会号召，本书科普主创团队依托四川省中医院设立“老年衰弱肌少症专病门诊”，积极探索中西医结合下系统科学地干预老年衰弱与肌少症的方法，落实“健康老龄”临床实践。

老年人群的健康问题和诉求多种多样，图书市场相关科普读物名目繁多，然而老年人群对老年综合征，尤其对老年衰弱与肌少症的认识是严重缺失的。本书科普主创团队以《老而不“衰”》为正书名，其中“衰”并不是指一般意义上的“衰老”“衰弱”，而是特指“老年衰弱”这一老年综合征。老年人群健康问题繁多，本书立意不在于求大求全、面面俱到，而仅围绕老年衰弱这一核心主题，解答老年人群关于其发病机制、影响因素、诊断、治疗、中医治疗优势、饮食运动等疑惑，旨在完善老年人群健康认知地图，延续健康老龄。

本书分为九个章节，第一章“‘老而不衰’——老龄化社会的应对之道”，作为本书的总论，介绍“老年衰弱”的基本概念、“衰老”与“衰弱”的区别、早期识别诊断以及衰弱干预的可及性；第二章“肌少症”，重点阐述作为老年衰弱核心临床表现的肌少症的诊断要素、影响因素、不良预后以及中医认识；第三章“老年共病管理与多重用药”，明确老年共病、多重用药与老年衰弱的联系，倡导“以人为本、整体稳态”的共病管理核心原则；第四章“认知衰弱”，区别于生理功能衰弱，主要阐述广义衰弱的另一个重要组成部分——“认知衰弱”的概念、危险因素、预防策略以及认知训练；第五章“合理饮食　远离衰弱”，明确合理膳食、营养补充对于防治老年衰弱、肌少症的重要意义，尤其是避免膳食“炎症”的科学内涵；第六章“免疫衰老”，人体免疫系统增龄性改变如何参与老年衰弱、肌少症进程？如何帮助衰老的免疫恢复活力？如何正确认识及应对“老龄炎症”？以上问题都将在本章找到答案；第七章“运动远离衰弱”，主要阐述多种运动方式对老年人身体的助益，运动安全、运动时间以及传统体育运动也在本章中体现；第八章“遵生”，借用中医养生古籍《遵生八笺》之名，在经典中寻找依据、遵循生命的规律。此外，我国首位女国医大师刘敏如教授提出的“健康是形与神俱而为以应天地的生命活态表达”，也是本章创作的指导思想；第九章“健康老龄新观念”，介绍国际老龄研究中让人耳目一新的新动向、新观点。

本次科普创作集结了一批长期从事中西医老年医学临床、教学、科研的富有经验的医生、学者，其对老龄问题有深切的体会。本书中西汇通、古今交融，展开了一系列围绕老年衰弱的问答，深入浅出，生动易读，期望通过医学科普的方式帮助大众了解老年衰弱的防治方法，助力建设健康老龄社会。特别鸣谢国家中医药管理局岐黄学者谢春光教授、国家中医药管理局重点学科中医老年病学科带头人王飞教授、国家中医药管理局青年岐黄学者伍文彬教授指导本书创作。

钟文

目录 · CONTENTS

第一章 『老而不衰』——老龄化社会的应对之道

一、谁是老龄健康第一责任人？ / 002
二、衰老而不衰弱 / 004
三、如何发现早期衰弱？ / 006
四、衰弱是健康老龄化的绊脚石 / 008
五、老年衰弱的原因 / 010
六、吃药太多会导致衰弱？ / 012
七、衰弱就是中医所说“虚劳”吗？ / 014
八、老年衰弱能治疗吗？ / 016
九、听说过老年衰弱门诊吗？ / 018

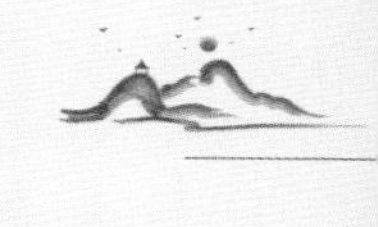

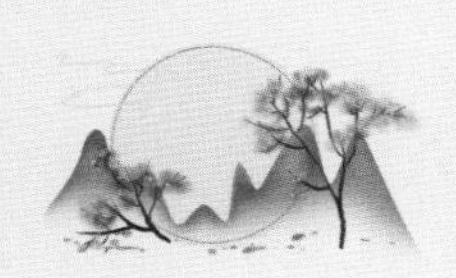

第二章 肌少症

一、从“千金难买老来瘦”到“肌不可失”的观念转变 / 022
二、什么是肌少症？ / 024
三、如何诊断肌少症？ / 027
四、肌肉的“质”与“量” / 030
五、哪些不良的生活习惯会导致肌肉衰减？ / 032
六、哪些疾病会导致继发性肌少症？ / 034
七、为什么住院后反而更加乏力？ / 036
八、肌肉衰减引发的全身问题有哪些？ / 038
九、体重没有变化是否可排除肌少症？ / 040
十、中医对肌少症的认识 / 042

第三章 老年共病管理与多重用药

一、什么是老年共病和老年共病管理？ / 045
二、老年共病管理的目标与方向是什么？ / 048
三、哪些药物可能导致衰弱？ / 050
四、用药如何做减法？ / 053
五、保健品是否多多益善？ / 056
六、如何管理和记录自身用药情况？ / 058
七、什么是老年综合评估？ / 061
八、老年科学给我们什么启示？ / 064
九、为什么整体稳态更重要？ / 066
十、老年病科看什么病？ / 068

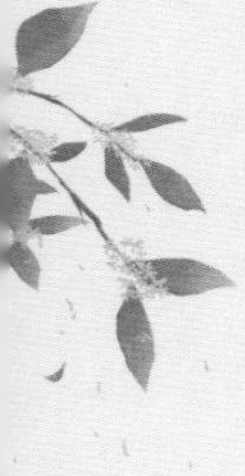

第四章 认知衰弱

一、什么是认知衰弱？ / 071
二、如何自我筛查早期认知损害？ / 073
三、认知损害的危险因素有哪些？ / 075
四、如何预防认知衰弱？ / 079
五、如何进行认知训练？ / 081
六、什么是痴呆的四级预防？ / 083
七、哪类饮食有益于认知健康？ / 085
八、老年期痴呆有哪些类型？ / 087
九、有哪些延缓认知衰弱的小游戏？ / 089

第五章 合理饮食　远离衰弱

一、老年衰弱与营养不良 / 092
二、老年人蛋白质摄取“说明书” / 094
三、优质蛋白是什么？ / 097
四、你的钙补对了吗？ / 100
五、维生素 D 是否有助于防治老年衰弱？ / 103
六、牙口不好的老年人如何增加营养素摄入？ / 105
七、老年人纳谷不香怎么办？ / 107
八、老年人饮水也有讲究？ / 109
九、老年人如何进行营养筛查？ / 111
十、如何添加口服营养补充剂？ / 114
十一、远离膳食“炎症” / 116

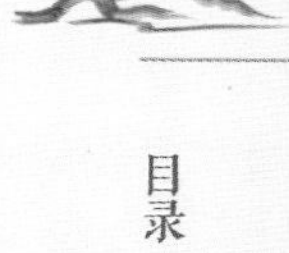

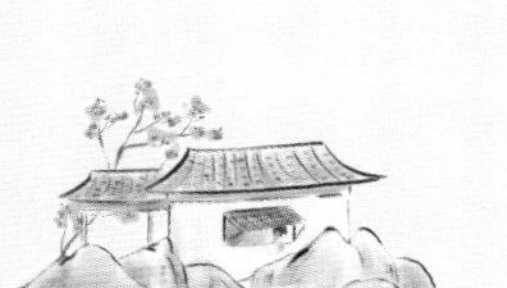

第六章 免疫衰老

一、什么是免疫衰老？ / 119
二、免疫衰老的危害 / 121
三、免疫衰老与老年衰弱的联系 / 123
四、饮食重塑免疫 / 125
五、运动延缓免疫衰老 / 127
六、中医“卫气”与免疫力的关系 / 129
七、中医如何增强免疫力？ / 131
八、长新冠综合征“卫气”受损如何调理？ / 134
九、骨骼肌也参与免疫 / 136
十、是不是有“炎”就要“清热”？ / 138

第七章 运动远离衰弱

一、常见的运动方式及其优势 / 141
二、传统体育运动 / 144
三、运动时段的选择 / 147
四、指南中的运动建议 / 149
五、慢性心力衰竭患者是否可以运动？ / 151
六、慢性阻塞性肺疾病患者怎么运动？ / 153
七、运动对骨骼也有益处 / 155
八、运动安全如何把握？ / 157
九、被动运动也有益 / 159
十、运动与饮食如何相得益彰？ / 161

第八章 遵生

一、形与神俱 / 164
二、方生方死 / 166
三、四气调神 / 168
四、久服轻身 / 170
五、过犹不及 / 172
六、顺其自然 / 174
七、做“元气老人” / 176
八、尽终其天年 / 178
九、古书中“生肌”是什么意思？ / 180
十、艾灸补虚 / 182

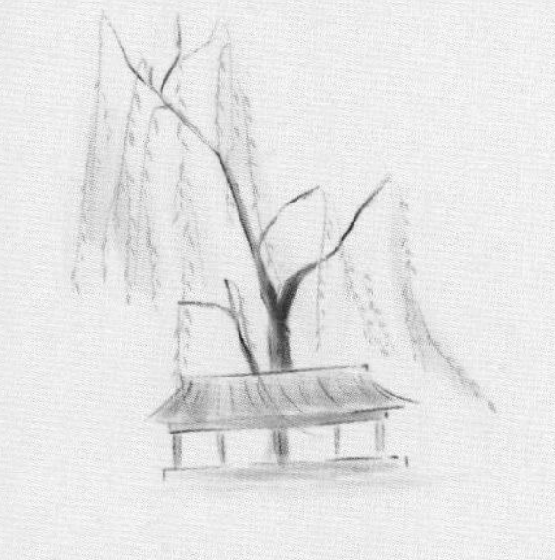

第九章 健康老龄新观念

一、老年人内在能力 / 185
二、成功老龄化 / 187
三、老龄歧视 / 189
四、什么是复原力？ / 191
五、有产出的老龄 / 193
六、清除衰老细胞 / 195
七、衰老也会传染？ / 197
八、肠道菌群与衰老 / 199

参考文献 / 201

第一章

『老而不衰』——老龄化社会的应对之道

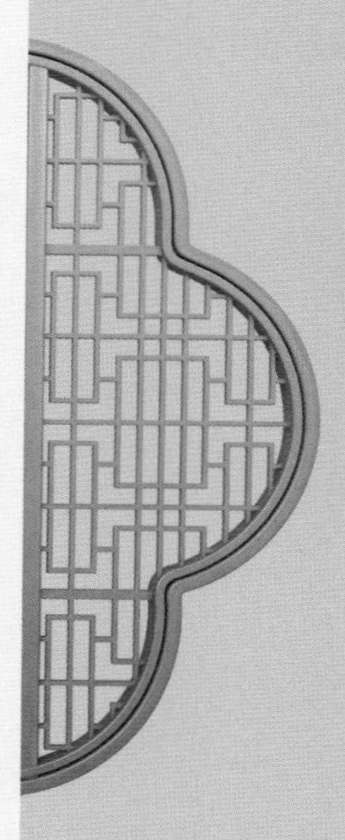

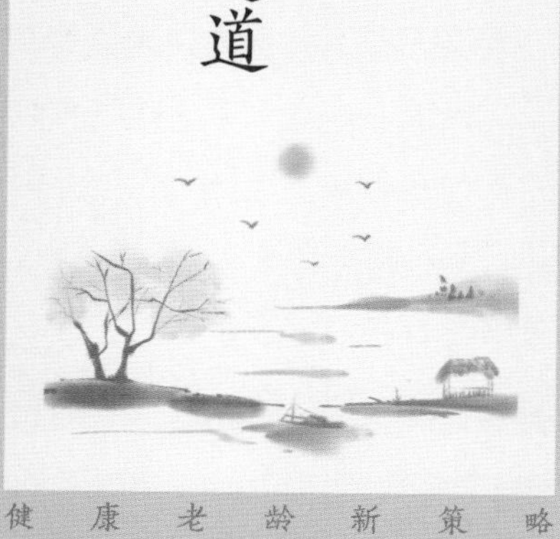

一、谁是老龄健康第一责任人？

人口老龄化是指人口生育率降低和人均寿命延长导致的总人口中年轻人口数量减少、年长人口数量增加而使老年人口比例相应增长的动态过程。根据 1956 年联合国《人口老龄化及其社会经济后果》中确定的人口老龄化的划分标准，当一个国家或地区 65 岁及以上老年人口数量占总人口比例超过 7% 时，则意味着这个国家或地区进入老龄化。1982 年维也纳老龄问题世界大会确定，当一个国家或地区 60 岁及以上老年人口数量占总人口比例超过 10%，意味着这个国家或地区进入严重老龄化。2021 年 5 月 11 日，第七次全国人口普查结果显示，我国 60 岁及以上人口占比超过 18%，人口老龄化程度进一步加深。有关专家预计，到 2050 年，我国老龄人口数量将达到总人口数的 1/3。

《中华人民共和国国民经济和社会发展第十四个五年规划和二〇三五年远景目标纲要》（简称“十四五”规划）提出“实施积极应对人口老龄化国家战略”，亟须尽快地、全方位地做好应对老龄化的各种准备，着力强化相关措施，为国家长足发展提供更加牢靠的战略支撑。在国家层面，优化现行的社会保障制度，如养老金制度、医疗保障制度、长期护理保险制度、高龄老人津贴制度等，解除老年人生活的后顾之忧。

我国面临的主要问题是“未备先老”。我国人口老龄化的主要特点是：第一，人口老龄化提前达到高峰。由于长期推行计划生育政策及年轻一代结婚率低、生育率低等现实问题，加快了我国人口老龄化的进程。第二，我国进入老龄化社会时，呈现出“未富先老”的状态。第三，在险峻的

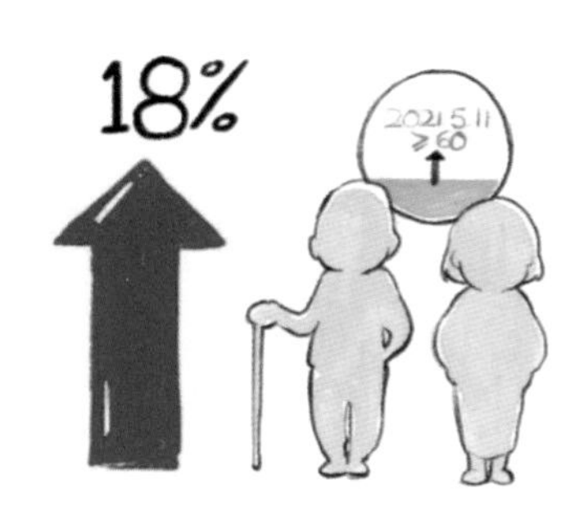

国际环境及国内多重压力下度过人口老龄化阶段，增加了解决老龄化问题的难度。

每当在养老社区看到成群结队的老人，在医院里看到卧床等待照料的老人，我们都能深切体会到整个社会经济及医疗体系的巨大压力和负担。谁为庞大的养老体系买单？个体才是老龄健康的第一责任人。作为社会中普通的一员，应该如何准备应对老龄化社会的进程？从临床医生的角度而言，解决好个体的健康问题，积极地养老防衰，才是和谐老龄化社会的根基。个体的健康老龄状态，才是减少家庭、社会支出的根本之道。

那么，老年人如何实现健康老龄状态？如何延长健康寿命？如何看待多种老年慢性疾病与健康的关系？如何维护老龄阶段的各种生理功能？如何认识自身的衰老及保持乐观的心态？有哪些关于老年医学的新趋势？传统医学是否能帮助实现健康老龄化？这些话题都具有非常高的现实意义和价值，同时也是老年人群在纷繁的信息中容易感到困扰的问题，因此，从专业的角度回答上述相关问题是本书的主旨。

二、衰老而不衰弱

衰老与衰弱是相互之间有一定联系但又截然不同的两个概念。

衰老，指机体对环境的生理和心理适应能力进行性降低、逐渐趋向死亡的现象。衰老是多种病理、生理和心理过程综合作用的必然结果，是个体生长发育最后阶段的生物学、心理学过程，表现为机体从构成物质、组织结构到生理功能的丧失和退化过程。总而言之，衰老是不可避免的生理过程。

衰弱是近年来老年医学研究的热点与重点，关于衰弱的定义也几经更迭。总的来说，衰弱是指老年人生理储备下降导致机体易损性增加、抗应激能力减退的非特异性状态。衰弱老年人经历外界较小刺激即可导致一系列临床负性事件的发生。2022 年，《中华老年医学杂志》发布的《老年人衰弱预防中国专家共识（2022）》，明确定义了衰弱：老年人以肌少症为基本特征的全身多系统（神经、代谢内分泌及免疫等）构成的稳态网体系受损，导致生理储备下降、抗打击能力减退及应激后恢复能力下降的非特异性状态，是最具临床意义的老年综合征。

衰弱使老年人面对应激时的脆性增加，发生失能、功能下降、住院和死亡的风险增加，还可导致老年人对长期照护的需求和医疗费用增加。如能早期识别衰弱并给予相应的处理，可减少失能的发生，降低照护机构的入住率、长期照护的需求和医疗或社会支出，且在衰弱前期可被逆转至健康状态。

由此可知，衰老是不可避免的自然历程，但衰弱是一种可以尽量避免或者延缓的病理状态。因此，“老而不衰”并非指随着年龄的增长如何摆脱衰老，而是通过科学全面的方法预防和治疗老年衰弱状态，从而实现个体健康老龄化、减少社会或医疗支出、积极应对老龄化社会。

如何避免老年衰弱综合征（以下称“老年衰弱”）的发生、发展呢?导致老年衰弱的危险因素有很多，分为不可控的危险因素及可控的危险因素。不可控的危险因素包括遗传、增龄、性别等；可控的危险因素包括社会经济状态、不良生活方式、疾病及老年综合征、营养不良、不合理用药、心理状态、全生命周期健康管理等。对于不可控危险因素，人们几乎难以进行干预，但是，从日常生活着手，关注诸多可控的危险因素，可以有效预防老年衰弱的发生、发展。

《老年人衰弱预防中国专家共识（2022）》中给出衰弱预防的总体建议：①开展系统的健康教育。②提高社会支持水平，加强老年人健康管理。③定期进行老年综合评估。④健康的生活方式。⑤个性化的营养干预。⑥运动锻炼。⑦认知训练。⑧预防跌倒。⑨心理健康。⑩多病共存和多重用药的管理。

然而事实上，普通人对以衰弱为代表的老年综合征及其防治方法的认知几乎是空白的，即便是医疗机构中的非老年专科医生及基层医院的医生，对如何系统地进行老年衰弱诊疗也有很多困惑。因而，本书拟从上述多个方面阐述防治老年衰弱的干预方法，旨在完善老年人群的养生保健认知结构，助力建设健康老龄化社会。

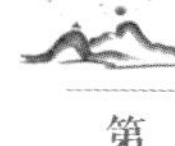

三、如何发现早期衰弱？

早期发现老年衰弱有助于防止其发展为临床衰弱状态，甚至可将其逆转为健康状态。由于衰弱状态会极大影响患者预后且显著增加医疗照护费用，因此，早期发现衰弱并对其进行干预具有十分重要的临床意义和社会经济学效益。

如何发现老年衰弱的前期状态呢？是否自我感觉疲乏、虚弱、无力就是医学上所说的老年衰弱呢？这就涉及老年衰弱的诊断方法。事实上，衰弱并不是一个具体的疾病，而是一种老年综合征。老年综合征是一组老年人特有的临床症候群的统称，由多种疾病或原因造成，具有同一种临床表现或问题。目前已经存在多种衰弱评估工具，如 Fried 衰弱表型量表、衰弱指数量表、FRAIL 量表、临床衰弱量表、Gerontopole 衰弱筛查工具、格罗宁根衰弱指标、埃德蒙顿衰弱量表及多维预后评价工具等。临床实践中应用最广泛的评估工具为 Fried 衰弱表型量表及衰弱指数量表。

Fried 衰弱表型量表包括以下 5 个项目：不明原因体重下降、疲乏、握力下降、行走速度减慢、躯体活动降低（体力活动下降）。Fried 衰弱表型量表见表 1。该量表通俗易懂、简便易行，多用于临床医生筛查及患者自我评估。

表 1　Fried 衰弱表型量表

项目	男性	女性
体重下降	过去一年中，意外出现体重下降超过 4.5 kg 或超过体重的 5.0%	
行走时间（4.57 m）	身高≤ 173 cm：≥ 7 s 身高＞ 173 cm：≥ 6 s	身高≤ 159 cm：≥ 7 s 身高＞ 159 cm：≥ 6 s
握力 /kg	BMI①≤ 24.0：≤ 29 BMI 24.1 ～ 26.0：≤ 30 BMI 26.1 ～ 28.0：≤ 30 BMI ＞ 28.0：≤ 32	BMI ≤ 23.0：≤ 17 BMI 23.1 ～ 26.0：≤ 17.3 BMI 26.1 ～ 29.0：≤ 18 BMI ＞ 29.0：≤ 21
体力活动（MLTA②）	＜ 383 kcal*/ 周（约散步 2.5 h）	＜ 270 kcal/ 周（约散步 2 h）
疲乏	CES-D③中任一条目得分 2 ～ 3 分： 您过去的 1 周内以下现象发生的频率： ①我感觉我做每一件事都需要经过努力； ②我不能向前行走。 0 分：几乎无或很少（＜ 1 d）；1 分：偶尔（1 ～ 2 d）；2 分：有时（3 ～ 4 d）；3 分：大多数时候	

注：①体重指数。②明达休闲时间活动问卷。③流行病学调查用抑郁自评量表。

满足上述项目中任意 1 条或 2 条即可判断为衰弱前期，满足 3 条及以上为衰弱，而不满足以上任何一条的个体可被判断为无衰弱的健康老人。

衰弱指数量表是一种基于缺陷累积理论的评估方法，指个体在某一个时间点潜在的不健康测量指标占所有测量指标的比例。由于该量表选取的变量较多，包括躯体、功能、心理及社会等多维健康变量，因而需要经过培训的专业医生进行评估，而不适用于个人的自我筛查。

《老年人衰弱预防中国专家共识（2022）》建议：所有 70 岁及以上人群或最近一年内，在非刻意节食情况下出现体重下降（≥ 5%）的人群进行衰弱的筛查和评估。

*1kcal ≈ 4.2 kJ。

四、衰弱是健康老龄化的绊脚石

首先，需要明确什么是健康老龄化？

自古以来，人类都有追求长寿的美好愿望。随着社会的稳定、科技的发展及医疗水平的逐步提升，人们的平均寿命逐渐提高。以我国为例，在“十三五”期间，人均预期寿命从76.3岁提高到了77.3岁，增加了1岁。根据我国此前的目标，到2025年的时候，人均预期寿命将可以达到78.3岁。2030年，我国人均预期寿命将达到79岁。既往研究得出结论，人类的正常寿限为120岁左右，平均寿命随着医学科学的发展，会逐步地接近寿限。

医学专家很快又发现了新的问题。在现有的以疾病为靶目标的治疗模式下，尽管寿命长度在先进设备等的维持下得以不断延续，但无病痛和无失能的健康寿命时期并没有相应延长。以疾病为治疗目标的医疗模式延缓了死亡的到来，却没有扭转整体健康状况的恶化。老年人若长期面对多种慢性疾病的困扰，虽然寿命延长了，但同时也增加了老年人被病痛折磨的时间。

健康寿命，指没有重大慢性临床疾病和残疾的生命期，与之相对的是以年龄相关性疾病和失能积累为特征的时期。因而，维护健康寿命是目前全球老年医学努力的方向，也就是说，要通过健康管理实现有质量的老龄时期，而非仅延续低质量的生命状态。

健康老龄化，是世界人口老龄化趋势下产生的一个新概念，于1990年由世界卫生组织（WHO）首次提出，以应对人口老龄化的问题。其核

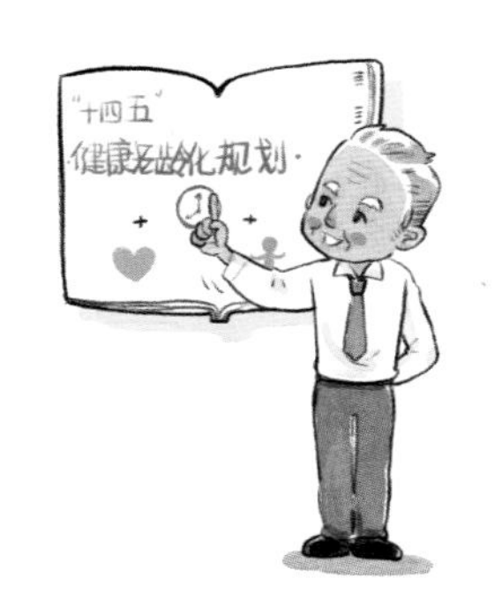

心理念是生理健康、心理健康、社会适应良好。包括三项内容：①老年人个体健康，老年人生理、心理健康，具备良好的社会适应能力。②老年人群体整体健康，健康预期寿命的延长及与社会整体相协调。③人文环境健康，人口老龄化社会的社会氛围良好与发展持续、有序、合规律。2022年，国家卫生健康委员会等15个部门联合印发的《"十四五"健康老龄化规划》，提出了完善身心健康并重的预防保健服务体系等9项任务，在提升老年医疗服务能力方面，明确指出推动医疗卫生机构开展老年综合征管理，促进老年医疗服务从单病种模式向多病共治模式转变。

与此同时，健康老龄化的新目标对医学实践提出了新的要求。专科发展模式更多关注某一个系统、器官、组织层次的病理变化，而潜在的生理变化、慢性病和共病之间多方面的动态关系，导致老年人的健康状况不能被传统的疾病分类法归纳，这种情况被称为老年综合征。衰弱是最具有临床意义的老年综合征，是与年龄相关的生理功能渐进性恶化，会导致老年人应对各种压力的能力下降，增加一系列不良后果的风险，包括护理依赖和死亡。老年人健康状况的复杂性，意味着基于疾病的层面已经不足以代表老年人是否健康。对于老年人来说，是否健康，最重要的考虑因素可能是身体各项生理功能能否正常发挥，而非有无疾病。与疾病的存在甚至共病的程度相比，对老年人各项生理功能的综合评估能更好地预测生存率和其他结果。

老年衰弱既可能是随着年龄增长而出现的生理性衰弱，也可能是多种疾病和致病因素导致的病理状况，在老年人群中发病率高、影响健康寿命和生命质量，是实现健康老龄化的绊脚石，而健康管理、延缓衰弱是健康老龄化的基石。

五、老年衰弱的原因

衰弱是一种由多个复杂因素共同影响的老年综合征，一部分危险因素是不可控的，包括遗传、增龄、性别等；另一部分危险因素是可控的，包括社会经济状态、不良生活方式、疾病及老年综合征、营养不良、不合理用药、心理状态、全生命周期健康管理等。

不可控危险因素是指人力无法改变的因素。例如，个体衰老、衰弱的速度是不一样的，排除后天因素，很大程度上取决于基因本身。目前研究表明，有多个基因与衰弱相关，因而衰弱由多个基因共同调控。再如，随着年龄逐年增加，各组织、器官、系统的结构及功能均呈现退行性改变，而与增龄相关的改变几乎是不可逆转的。此外，值得一提的是，衰弱存在性别差异，总体来讲，老年女性衰弱的发病率更高，这一研究结果和人们既往的认知是有差异的。不难发现，社会中女性似乎比男性更长寿，很多家庭也是由老年女性肩负着照顾老伴的重任。为什么说老年女性衰弱的发病率更高呢？合理的解释是，目前老年衰弱的定义中是以肌少症为核心表型的，女性的肌肉量及肌力在年轻时的储备本来就远远不如男性，而绝经后女性激素水平的变化对肌力、肌功能等产生了负面影响，进而导致衰弱的发病率高于男性。

可控因素是指人力可以改变的因素，即通过尽量避免危险因素、调整机体状态可以预防、干预甚至逆转衰弱状态。例如，社会经济状况较差、独居状态等，可以通过提升全社会对这部分人群的关注和关爱来减少衰弱的发病率；吸烟、饮酒和少动等生活方式都是衰弱发生的危险因素，可通过戒烟、戒酒、加强运动延缓衰弱的发生；多种老年慢性疾病也和衰弱显著相关，肿瘤、结核病等消耗性疾病，糖尿病等代谢异常性疾病，都是促使衰弱发生的危险因素，这类情况对因治疗是防治衰弱的根本；吞咽障碍、食欲下降、消化液分泌减少、胃肠动力减弱等诸多原因导致营养不良，也是老年人衰弱的原因，而加强营养，补充氨基酸、蛋白质，调节胃肠功能、肠道菌群等，是针对此类衰弱的解决之道；多重用药是老年人的日常状态，但多重用药与衰弱密切相关，研究已经确证某些药物通过不同机制可诱发衰弱，目前多重用药与衰弱关系的研究正在开展，未来一定会更加明确哪些药物或者联合用药是衰弱的危险因素，针对此类情况，定期梳理用药、减少不必要的药物就是解决之道；除此之外，精神心理等因素也可能影响健康状态，而调摄心神对预防衰弱是非常有帮助的。

综上，导致老年衰弱的原因很多，应针对可控的危险因素采取干预措施，后续章节中将一一介绍。

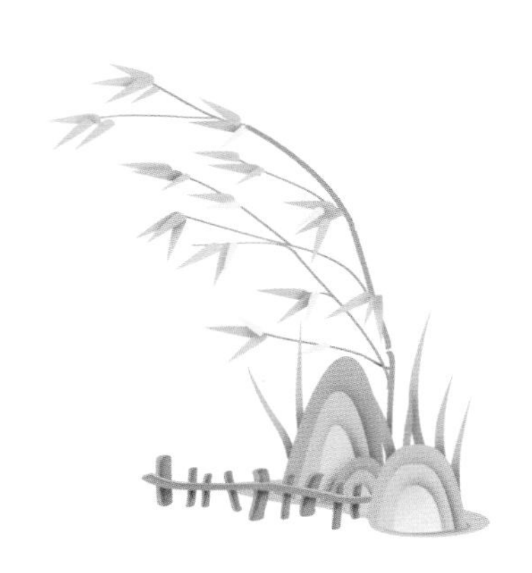

六、吃药太多会导致衰弱？

吃药太多可能导致衰弱？人们对此难免产生疑问：我们用药不就是为了控制疾病、改善预后、延年益寿吗？为什么说吃药过多会导致老年衰弱呢？

老年人往往同时患有多种慢性疾病，针对每一种疾病，应用多种机制迥异的药物以求达到更好的慢性疾病控制效果是临床常见的现象。每种疾病都需要服用相关治疗药物，再加上保健品、营养补充剂等，林林总总算下来，老年人一天需要服用几种甚至十余种药物，成为名副其实的“药罐子”，而在分科而治的诊疗模式下，药物累加几乎是必然的结果。

多药联用的定义在不同的研究中有所不同，数量包括从超过 3 种药物到超过 6 种药物，但大家公认的定义是使用 5 种及以上药物。使用药物超过 10 种被称为超多药联用。多药联用可能是患者本身多系统疾病所需，也有可能是药物不良反应而导致处方级联，还有可能是患者遵照各专科医生的处方用药，有时甚至是有重复但又缺少定时统合、清理所致。

医学专家就多药联用与老年衰弱的关系做了很多研究。例如，北美的一项研究发现，同时使用 4 ~ 6 种药物的患者出现衰弱的风险达 55%。这是因为多药联用常伴有处方不当、患者依从性低及药物不良反应发生风险增高等情况，而这些现象皆可加速机体衰弱的进程。有研究者提出，多药联用可能是造成老年衰弱的潜在原因。事实上，老年衰弱和多药联用之间的关系可能是复杂的和双向的。一方面，多病共存和衰弱状态需要多种药物干预；另一方面，药物加速衰弱进程，一些被认为是衰弱的临床特征的因素与所服用药物的数量直接相关，包括体重减轻、平衡障碍、营养不良或功能退化。

《医养结合机构衰弱老年人多重用药安全管理中国专家共识（2022版）》中强烈推荐进行多重用药的管理，定期回顾衰弱老年人的用药，停用不必要或不恰当的药品，并根据肾功能调整用药剂量，以改善患者的临床结局。老年专科医生通常会参考 STOPP/START 标准、Beers 标准和 McLeod 标准等为衰弱老年人减少不适当用药。后面的章节将介绍可能导致老年衰弱的药物类别。

“Less is more”——少即是多，在老年人多重用药方面适当地做些减法，更有利于生命健康。当然，减法也需要在专业医生的指导下完成。

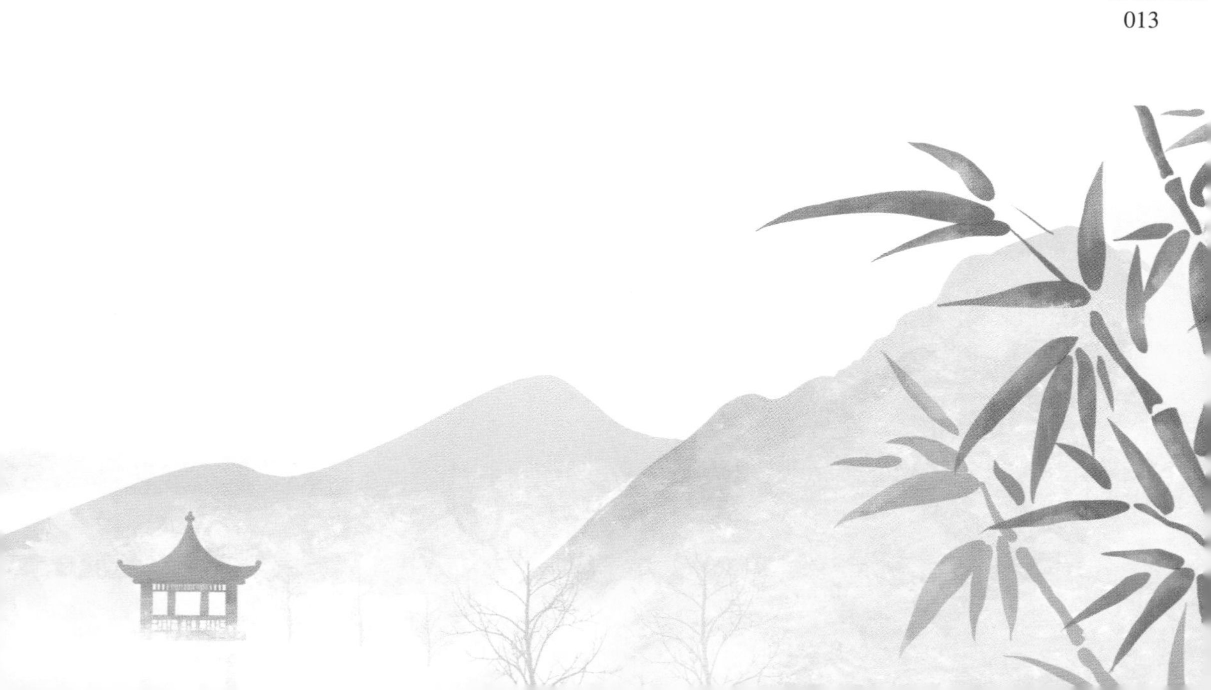

七、衰弱就是中医所说“虚劳”吗？

如何看待老年衰弱和虚劳等中医术语的关系？

老年衰弱在前面已被提到过，是现代医学定义的概念，包含了以下几个要素：稳态网体系受损、生理储备下降、抗打击能力减退及应激后恢复能力下降。虽然说这个概念随着医学研究的逐步推进还在不断演进，但它有明确的内涵及相应的外延。在老龄化浪潮的冲击下，医学专家正如火如荼地开展老年衰弱机制及防治的相关研究，旨在减少衰弱的发生、提高生命质量、减轻医疗负担及延续健康寿命。

虚劳是一个中医概念，又称虚损，是由于禀赋薄弱、后天失养及外感内伤等多种原因引起的，以脏腑功能衰退、气血阴阳亏损、久虚不复为主要病机，以五脏虚证为主要临床表现的多种慢性虚弱症候的总称。引起虚劳的病因、病机主要有以下五个方面：禀赋薄弱、烦劳过度、饮食不节、大病久病、误治失治。多见神疲体倦，心悸气短，面容憔悴，自汗盗汗，或五心烦热，或畏寒肢冷，脉虚无力等症，根据证候的不同而各自有不同的表现。

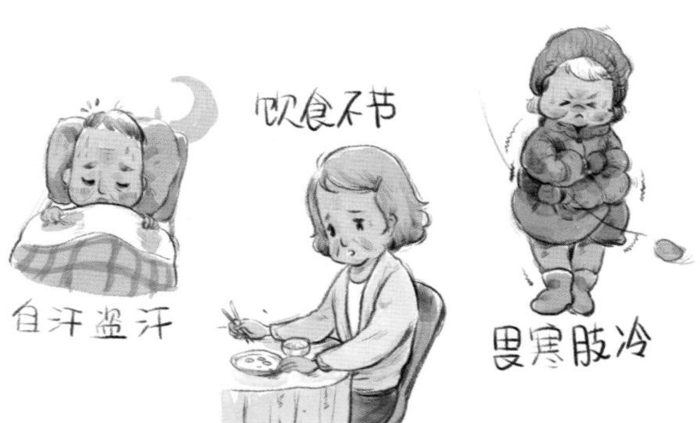

在历版《中医内科学》的教科书上，按照肝、心、脾、肺、肾五脏体系及气、血、阴、阳将虚劳分为：①气虚（肺气虚、心气虚、脾气虚、肾气虚）。②血虚（心血虚、脾血虚、肝血虚）。③阴虚（肺阴虚、心阴虚、脾胃阴虚、肝阴虚、肾阴虚）。④阳虚（心阳虚、脾阳虚、肾阳虚）。

气、血、阴、阳是中医辨证论治的基本原则，而肝、心、脾、肺、肾五脏体系是中医辨病的定位原则，因而气、血、阴、阳辨证与五脏系统联系起来基本可以涵盖绝大部分虚损类的疾病。

老年衰弱是一个现代医学概念，而虚劳是一个传统中医概念，二者既有密切的联系，同时又有很大的区别。正如“糖尿病”和“消渴”的关系，某些糖尿病患者早期出现口渴等症状，因而中医专家普遍将糖尿病诊断为消渴。消渴本身代表的是一种容易口渴、饮水较多的状态，事实上，消渴这一症状在很多其他疾病如干燥综合征等也常常发生。因此，糖尿病只是一种具有特殊病因的消渴，而消渴这一症状所涵盖的疾病或病理状态是广泛的。

同样，老年衰弱是一种特殊的虚劳，主要发生在老年人群中，主要表现为消瘦、乏力、躯体功能下降。“肾为先天之本，脾为后天之本”，因而中医中脾与肾两个系统的虚损是老年衰弱的核心病机。需要注意的是，老年衰弱可同时伴随心、肝、肺的病理异常，也可以辨证为气、血、阴、阳的不足。但是，老年衰弱这一特定状态下的虚劳，脾、肾功能不足才是病机的“主干”，而其他病理状态只是“枝叶”。

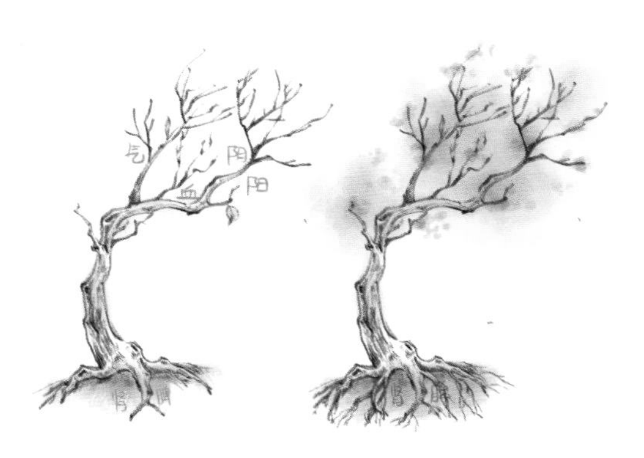

《黄帝内经》说“虚则补之”。老年衰弱是虚劳的一种特殊形式，中医调治时可以借鉴虚劳辨证、定性、定位原则。老年衰弱的中医调治将在专门的章节进行介绍。

八、老年衰弱能治疗吗？

大部分人从来没有听说过老年衰弱是一种病，更不知道有什么药物能够治疗衰弱。那么，老年衰弱能治疗吗？要回答这个问题，首先要明确老年医学的干预目标及慢病管理的基本思路。

老年医学的干预目标是通过共病管理维护生理机能，以避免失能，从而提升老年人的生活质量，延续其健康寿命。正如前文所言，老年衰弱不是一个具体的疾病，而是一种综合征，受到衰老、多种疾病、多重用药等多种因素共同影响。既然衰弱可能是多种疾病导致的，那么是否可以通过治疗各种疾病达到干预衰弱的目的呢？事实上，对各个病因进行治疗是一种思路，但是国际老年医学前沿研究者希望更进一步探索导致衰弱甚至多种老年慢性疾病的共同核心病理机制，从而一劳永逸地解决老龄相关健康问题。

哪些因素可能是老年慢性疾病的共同病理基础呢？科学家发现，衰老细胞累积、氧化应激、慢性炎症状态、免疫功能下降、线粒体功能低下、蛋白质稳态失衡、端粒缩短等是老龄状态及多种慢性疾病潜在的病理基础。因而，科学家试图通过清除衰老细胞、纠正炎症状态等来减少慢性疾病的发生或控制慢性疾病的发展，但基于这些机制的研究仍在进行中，希望在不久的将来可以成为切实可行的治疗方法。

在目前的医疗条件下，是否有方法干预衰弱的发生、发展呢？事实上，目前临床中还没有专门针对老年衰弱和肌少症的药物。但是，正如前文所言，老年衰弱是受多种因素共同影响的，如不良生活方式、营养不良、缺乏运动、不合理用药、多种疾病、心理疾病状态等。调整生活方式、定期监测相关指标、补充营养及调整饮食结构、制订个体化运动处方等，都有助于延缓衰弱的发生。

吸烟、酗酒、缺乏运动、个人卫生情况差等不良生活方式会增加衰弱的发生风险。因而应该戒烟、戒酒、加强运动、保持卫生等。改变不良的生活习惯可以减少衰弱的发生。针对多种疾病导致的衰弱状态，如消耗性疾病、慢性肾脏病、糖尿病等，妥善地治疗和管理原发疾病也可预防衰弱。不合理用药，如用药过多、药物副作用等都有可能导致甚至加速衰弱的进程，精简、优化用药方案可有效防治药源性衰弱。此外，补充营养及寻找营养不良的原因并治疗也是衰弱干预的重要环节。

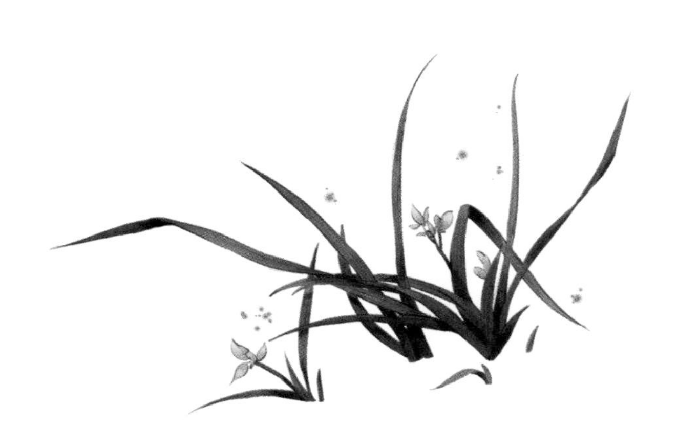

九、听说过老年衰弱门诊吗？

老年衰弱门诊对于大部分人来说都是一个陌生的概念，它有什么作用呢？抗衰老？防衰弱？正如前面所述，老年衰弱对老年人预期寿命、生活质量都有较大影响，早期筛查和干预具有重要的意义。老年医学专家呼吁尽早筛查与干预老年衰弱，因此，老年衰弱门诊应运而生。

诸多大型三级甲等医院开设了各种专病门诊，如糖尿病专病门诊、肺结节专病门诊、高血压专病门诊、便秘专病门诊、痛风专病门诊等，以方便目标人群快速找到适合自己的门诊及推动亚专业发展。老年衰弱门诊与这类专病门诊既有相似之处，又有不同之处。

老年衰弱门诊是为老年衰弱、肌少症患者提供系统、专业的医疗服务的门诊。目前，仅某些省市的大型三级甲等医院开设有老年衰弱门诊，某些规模较小的医院可以提供老年衰弱的诊疗服务，但尚未形成高度专业化、系统化、精细化的老年衰弱门诊。老年衰弱门诊围绕老年综合征而实现整体健康管理，而并非围绕某一种疾病开展，其响应了《“十四五”健康老龄化规划》提出的由单病种模式向多病共治模式转变的医疗模式。

为进一步规范老年衰弱门诊的建设，为广大老年人群提供优质服务，中国老年医学学会联合中国人民解放军总医院、中国医学科学院北京协和医院、四川大学华西医院、北京老年医院等共三十五家医院起草并发布了《老年衰弱门诊服务规范》。其规定，老年衰弱门诊依据国家卫生健康委办公厅发布的《老年医学科建设与管理指南（试行）》开设，应制定关于老年衰弱门诊的服务与管理制度，配备相应的工作人员和环境、

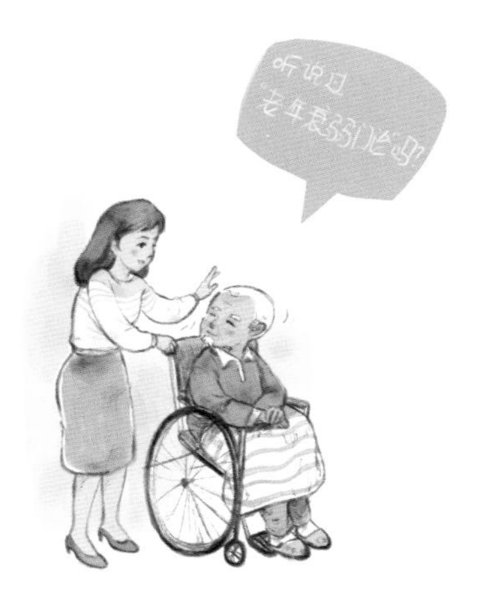

设施、设备。老年衰弱门诊以老年专科医生为主导，同时纳入老年科护士、康复科医生、营养科医生、临床药师、心理科医生等老年多学科团队成员开展工作，甚至需要联合各专科医生、社会工作者、个案管理师共同协作。

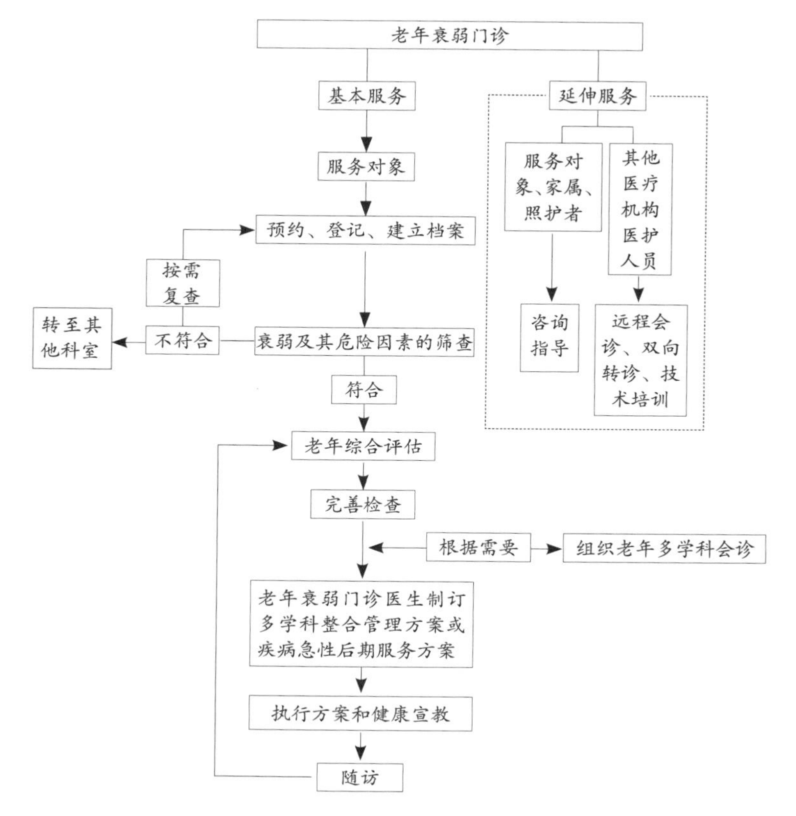

老年衰弱门诊首先应对服务对象进行衰弱及其常见危险因素（包括但不限于肌少症、认知障碍、营养风险）进行初步筛查，各项评估结果均无异常者，建议转至其他科室就诊；其中任何一项异常者，则须进行老年综合评估，并进一步完善相关检测、检查项目，制订多学科整合管理方案。

这一模式使得临床医生、护理团队、营养师、护工、康复师、理疗师等都围绕着老年人开展工作，实现整体健康管理，而老年人不需要辗转于各个专科科室接受治疗。以老年综合征为核心的门诊服务体系完好地展现了以人为本及老年医学观念的进步。

第二章 肌少症

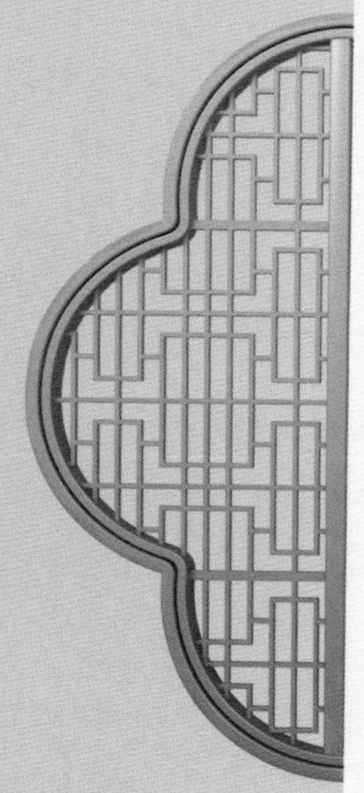
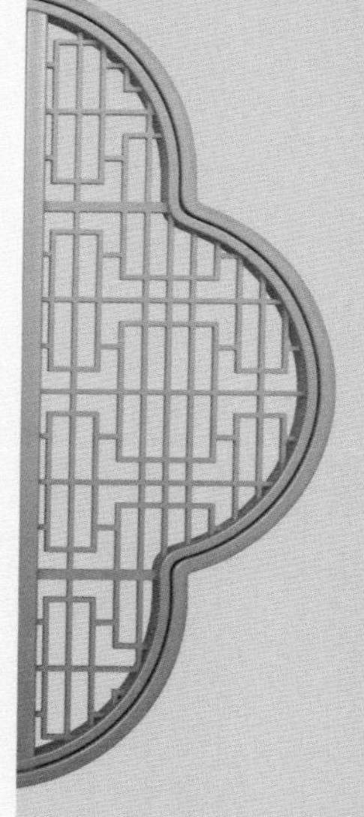
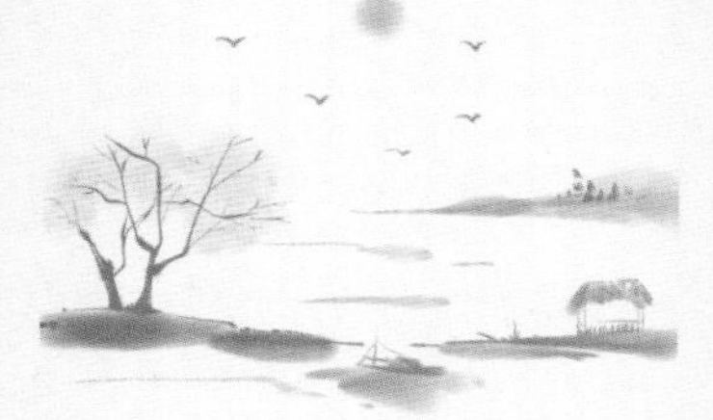

一、从“千金难买老来瘦”到“肌不可失”的观念转变

一直以来，“千金难买老来瘦”在人们的观念中根深蒂固。究其原因，在于市场物资丰盛、人们生活水平提高，在满足口腹之欲时却忽略了食物摄入过多的危害，随之而来的肥胖、糖尿病、脂质代谢紊乱、代谢综合征等发病率增加，同时，与之密切相关的心脑血管事件发病率也相应增加。人们普遍认为“瘦”才是健康的保证，因而有了“千金难买老来瘦”的说法。

然而，近年来随着老年医学研究的进展，人们对“瘦”的认识逐渐深入，观念也随之发生了改变。人体的“瘦组织”主要是由骨骼肌组成的。一般来说，人们谈论的“瘦”“减肥”“减脂”，是希望减少脂肪成分，而非减少“瘦组织”成分。事实上，不恰当的减肥和老年人消瘦往往伴随骨骼肌组织的减少，这将影响生活质量、缩短机体健康寿命。

例如，消瘦的老年人面对重大疾病打击后的生存率较正常体重的老年人低；消瘦的老年人肌力减弱、躯体活动能力下降、平衡能力低下，因而容易发生跌倒，甚至骨折，进而在卧床时易发生压疮、坠积性肺炎等不良后果。此外，在新型冠状病毒大流行中，研究者还发现衰弱消瘦的老年人感染新型冠状病毒后发生并发症、重症的可能性更高，死亡率也显著高于其他组别。因此，体重太过与不及都是不健康的状态，消瘦也是危害老年人健康的重大问题。

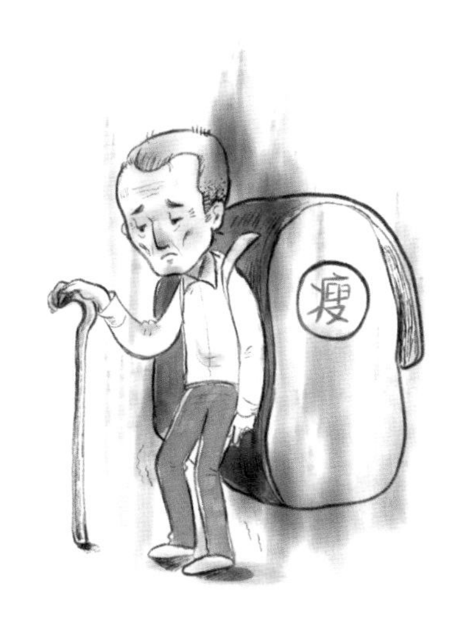

近年来，医学家提出“肌不可失”，维护骨骼肌对老年人来说尤为重要，并提出维持适当的体重和身体组分才是健康之道。事实上，骨骼肌的作用不仅仅是产生运动和维持身体姿态。骨骼肌占成人去脂体重的40%～50%，负责多达80%胰岛素介导的餐后葡萄糖的转运。因此，骨骼肌肉量是影响代谢及血糖稳定的重要因素，骨骼肌肉量减少会削弱其对胰岛素介导的葡萄糖的处理能力。保持骨骼肌肉量是维持糖代谢稳态和防止慢性代谢性疾病发展的基石。当骨骼肌肉量减少时，老年人更易发生胰岛素抵抗，甚至糖尿病。研究表明，骨骼肌肉量减少是糖尿病的早期预测因子，骨骼肌肉量丢失会加剧代谢紊乱的恶化。除此之外，骨骼肌是人体最大的蛋白质储存库，当遭遇疾病打击时机体消耗较大，而蛋白质储存量是机体能否顺利度过危机、快速修复的关键。

由此可见，骨骼肌是人体非常重要的组织，“肌少则成疾”。那么，哪些原因可导致骨骼肌减少？骨骼肌和衰弱是什么关系？哪些食物有助于维护骨骼肌健康？如何运动有利于骨骼肌健康？是否有药物可以干预骨骼肌减少的进程？如何自我评估是否存在骨骼肌衰减风险？这一系列的问题在本章节中都将逐一解答。

二、什么是肌少症？

正因为人们逐渐认识到了骨骼肌的重要性，所以研究者以专有名词来描述骨骼肌减少的病理状况。1989 年，Irwin Rosenberg 首次提出肌肉衰减综合征（sarcopenia），该词起源于希腊语，原意是“poverty of flesh（肌肉缺乏）”，简称肌少症或少肌症，用于描述与年龄相关的骨骼肌质量与功能的衰减。2010 年，欧洲老年人肌少症工作组（EWGSOP）发表的专家共识明确了肌少症的定义：一种与增龄相关的全身广泛性、渐进性肌肉量减少、肌肉力量下降和（或）躯体功能减退的老年综合征。肌肉量可简称为肌量，肌肉力量简称为肌力。

据推测，目前全球约有 5 000 万人罹患肌少症，预计至 2050 年，肌少症患病人数将高达 5 亿。据报道，全球肌少症的患病率为 6%~12%，65 岁及以上老年人肌少症的患病率为 14%~33%，而失能和住院患者肌少症的患病率则高达 78%。在亚洲老年人群中，肌少症的患病率为 5.5%~25.7%。近年来，我国肌少症相关的研究增多，这些研究结果显示，我国社区老年人肌少症的患病率为 8.9%~38.8%，且随着年龄的增加，其患病率显著增加，80 岁及以上老年人肌少症的患病率可高达 67.1%。

即使没有任何病理因素的影响，随着年龄的增长，骨骼肌也会发生生理性逐年衰减。从 30 岁开始，骨骼肌肌量达到峰值，此后每年减少 1%~2%，骨骼肌肌力每年减少 1.5%~3.0%。肌肉功能下降可能始于 35 岁左右，50 岁后开始加速下降，60 岁后进展加剧，75 岁后下降速度达到顶峰。由此可见，肌少症可能在中年时期已开始逐年进展，只是尚未表现出临床症状。当人们步入老年，骨骼肌衰减累积到一定程度时，就出现消瘦、乏力、躯体活动能力减弱等一系列症状。

那么，老年人如何自我筛查是否患有肌少症或者是否存在肌少症风险呢？老年人可通过症状自查、指环测试、小腿围测量、简易五项评分问卷（SARC-F）等方法进行肌少症的自我初筛。

1. 症状自查

自觉体力下降，明显力不从心，出现活动困难；反复跌倒；无明显原因出现体重下降；步速变慢；患糖尿病、慢性心力衰竭、慢性阻塞性肺疾病（COPD）、慢性肾病、关节炎和肿瘤等其他慢性疾病。

2. 指环测试

用双手食指和拇指围成圈，套住优势小腿最粗的部位。如果小腿腿围和圈一样大或更小，说明有患肌少症的风险。

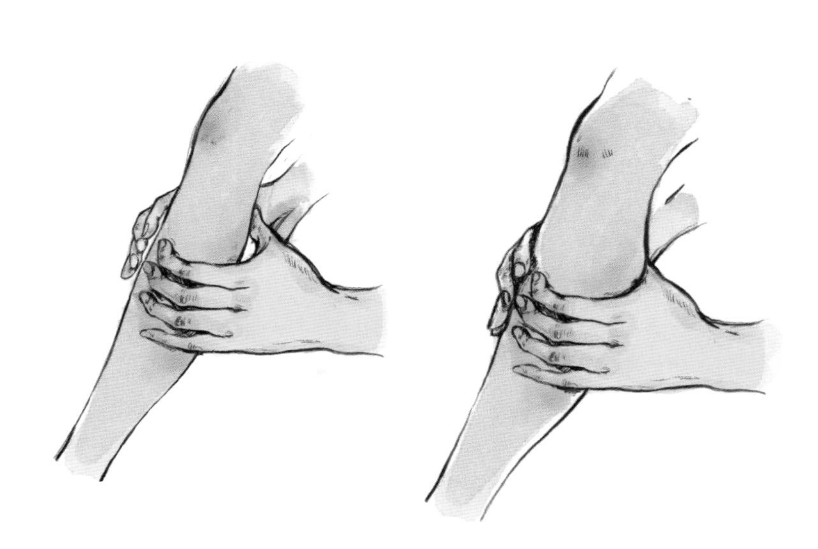

3. 小腿围测量

使用非弹性带测量双侧小腿的最大周径，重复测量两次取最高值。若男性小腿围＜ 34 cm，女性小腿围＜ 33 cm，应警惕肌少症。

4. 简易五项评分问卷

简易五项评分问卷（目前作为国际临床实践指南推荐使用）见表 2。

表 2 简易五项评分问卷

组成	问题	得分
S——力量	举起或搬运约 4.5 kg 的物体是否存在困难	0 分——没有困难 1 分——稍有困难 2 分——困难较大或不能完成
A——辅助行走	步行穿过房间是否存在困难，是否需要帮助	0 分——没有困难 1 分——稍有困难 2 分——困难较大，需要使用辅助器具，需要他人帮助
R——从椅子上站起	从椅子上或床上起立是否存在困难，是否需要帮助	0 分——没有困难 1 分——稍有困难 2 分——困难较大，需要使用辅助器具，需要他人帮助
C——爬楼梯	爬 10 层台阶是否存在困难	0 分——没有困难 1 分——稍有困难 2 分——困难较大或不能完成
F——跌倒	过去 1 年内的跌倒情况	0 分——过去 1 年内没有跌倒史 1 分——过去 1 年内跌倒 1 ～ 3 次 2 分——过去 1 年内跌倒 4 次及以上

以上 5 项总分相加，分数越高者体能越差。如 SARC-F 总分≥ 4 分，提示存在肌少症风险，需进一步进行肌肉力量评估。

三、如何诊断肌少症？

肌少症的诊断主要包括以下几个要素：肌肉量、肌肉力量、躯体功能及肌肉质量。本书主要用于我国中老年人群，因此，诊断标准可参照2021年发布的《中国老年人肌少症诊疗专家共识（2021）》，它是由中华医学会老年医学分会、《中华老年医学杂志》编辑委员会联合发起，根据目前的国际规范，结合我国国情编写的适合我国老年人肌少症患者的诊疗规范共识。

1. 肌肉量

肌肉量，简称肌量，指人体骨骼肌的总量，其中四肢骨骼肌量 （ASM）是肌肉量评价的重要指标。双能 X 射线吸收法（DEXA）是临床和科研用于衡量 ASM 的金标准，但是此法使用的设备昂贵、不便移动，不能在社区广泛使用。生物电阻抗分析（BIA）可以测出人体成分，也可用于测量肌肉量，其价格便宜、操作简单、便于移动、没有辐射等优点，使其成为社区筛查肌少症的主要设备。除此之外，计算机体层摄影（CT）和磁共振成像（MRI）也是测量肌肉量的可选方法，但 CT 的辐射性及 CT 与 MRI 昂贵的价格都限制了其临床运用。

2. 肌肉力量

肌肉力量，简称肌力，指一个或多个肌肉群产生的最大力量。临床中运用最多的肌力衡量方法是测定握力。研究显示，握力与下肢力量、股四头肌力矩、腓肠肌肌肉横截面积等参数显著相关，且与日常生活活动能力呈线性相关，因此，以握力作为评价肌力的指标得到了广泛的认可。同时，测定握力的工具主要是握力计，其操作简便易行、价格便宜，有利于临床推广运用。除此之外，膝关节屈伸力量测定也是衡量肌力的一种方法，尤其是下肢肌力。其测量设备如等速肌力测试仪等价格昂贵、操作复杂，故较少应用于临床，目前主要用于科学研究。需要注意的是，肌力已经取代肌量，成为肌少症诊断及疗效评定的首要标准。

3. 躯体功能

躯体功能指全身性躯体运动功能。主要测量方法包括步速、简易体能状况量表（SPPB）、起立－行走计时测试（TUG）等。对于步速测量，《中国老年人肌少症诊疗专家共识（2021）》推荐受试者使用 6 m 步速，记录受试者以常规步行速度通过 6 m 的时间并计算步行速度。SPPB 是包括三个测试项目的综合性躯体功能测试工具，具体包括：以三种姿势站立（双足并拢站立、双足前后半串联站立和双足前后串联站立）各 10 秒；步速测定；5 次起坐试验。最后通过得分评定躯体功能及衰弱风险。TUG 要求受试者从高度约 46 cm 的座椅上起立，尽快完成 3 m 往返步行后重新坐回座椅，至少重复两次并记录最短时间。

4. 肌肉质量

肌肉质量中的质量并不等同于日常生活所说的重量，而是单位肌肉产生的肌肉功能。研究者发现，肌力的损失先于肌量，因而必然有肌纤维以外的因素参与肌肉功能的下降。例如脂肪浸润、肌肉纤维化、肌组织代谢能力异常等，都可能影响肌肉质量。虽然目前并没有公认的指标评估肌肉质量，但这也正是科学家研究的方向与潜在的干预靶点。

根据亚洲人群特点，亚洲肌少症工作组制定了以下诊断标准（见表3）。

表3 肌少症诊断参数

（亚洲肌少症工作组诊断标准）

肌肉量测量方法	肌肉量	肌肉力量	躯体功能
人体测量	小腿围（cm）：男性＜34，女性＜33	握力（kg）：男性＜28，女性＜18	步速＜1.0 m/s；5次起坐≥12 s；SPPB≤9分
DEXA	ASM/身高^2（kg/m^2）：男性≤7.0，女性≤5.4	—	—
BIA	ASM/身高^2（kg/m^2）：男性≤7.0，女性≤5.7	—	—

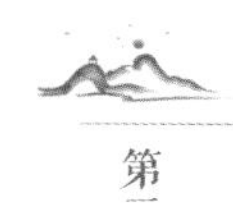

四、肌肉的“质”与“量”

肌肉质量，是不是等同于肌肉重量？事实上，在中文语义里“肌肉质量”有两层含义，而所对应的英文翻译也有所不同。

第一种含义，肌肉质量（muscle mass or muscle quantity），简称肌肉量或肌量，是衡量肌少症最常用到的指标，也是肌少症最初的首要诊断标准和疗效评价指标，是一种衡量骨骼肌组织重量或大小的方法。蛋白质是构成骨骼肌的主要成分，因而如何维持蛋白质代谢平衡是干预肌少症的重要研究方向。目前，已经证实的有效干预方法包括营养补充（氨基酸、蛋白质）和运动处方（以阻抗运动为主）。

第二种含义，肌肉质量（muscle quality），是指每单位肌肉量所传递的肌肉功能。老年人骨骼肌宏观和微观组成与结构的变化导致肌肉质量下降，进而引起肌肉功能减退。事实上，欧洲老年人肌少症工作组在2018年正式提出了“muscle quality”的概念，并将肌力替代肌量作为肌少症的首要诊断标准。其后，《中国老年人肌少症诊疗专家共识（2021）》中也明确提出“肌肉质量”的概念与评估方式，并表明其在肌少症发生、发展进程中的重要性。骨骼肌的组分减少、胰岛素抵抗、脂肪浸润、肌肉纤维化都是肌肉质量低下的潜在原因。

那么，对于肌少症诊断及疗效评定的标准，医学家的关注点为什么不再是肌量呢？第一，由于测量设备、测量方法等的不同，肌量的正常区间存在较大差异，难以进行相互比较。第二，大量研究表明，营养补充、肌肉电刺激等方法可显著提升肌力及肌功能，但对肌量并没有明显的改

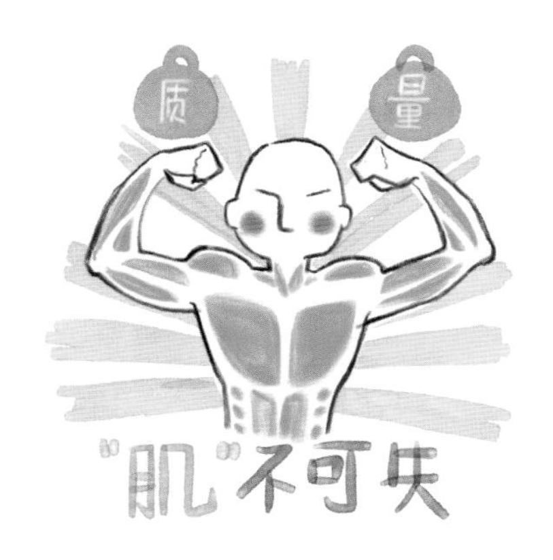

善，因而肌量作为疗效衡量指标的价值有限。第三，肌量与能量消耗呈正相关，随着年龄的增长，肌肉量减少与能量代谢下降呈线性相关，维持与个体能量代谢状态不匹配的较大肌量是否恰当值得深入思考。第四，肌少症干预的目的主要是减少跌倒、防止失能，因而维护肌力和躯体功能的重要性大于肌量本身。第五，研究表明，肌量减少不能完全解释老年人肌力和躯体功能下降，肌力和躯体功能下降在肌量减少前已逐渐发生。肌力是容易检测的指标，多种干预方式对改善肌力有明确的疗效，改善肌力和躯体运动功能是治疗的主要目标，因而肌力成为首要诊断标准。同时，肌力减弱很大程度上受到肌肉质量（muscle quality）的影响。

一项研究报道，在3年的随访期内，70~79岁的老年人在衰老过程中肌力的下降是肌量损失的2~5倍。在一项斯堪的纳维亚75岁的健康老年男性和女性队列研究中，握力下降了15%，而通过BIA评估的无脂体重在5年内仅下降了2.1%。肌量和肌力之间变化不一致的证据提示，除肌量以外的其他因素参与肌力和躯体功能下降——这就是肌肉质量下降。因此，医学家逐渐开始关注肌肉质量，虽然目前临床评估肌肉质量的指标较少，但可以预见，肌肉质量必将引领新的研究方向和发掘新的研究靶点。

五、哪些不良的生活习惯会导致肌肉衰减？

原发性肌少症是一种随着年龄增加而发生发展的骨骼肌衰减。《中国老年人肌少症诊疗专家共识（2021）》指出：生活方式和环境是影响肌少症患病率的主要因素。那么哪些不良的生活方式可能导致骨骼肌衰减呢？老年人在生活中需要注意哪些细节呢？

1. 久坐

现代社会，人们伏案工作的时间增加，而体力劳动的时间减少，如果不重视身体锻炼，将易导致骨骼肌丢失而发生肌少症。在步入老年时期后，由于运动意愿降低及运动能力下降，很多老年人长时间久坐不动，有的老年人由于疾病长期卧床而又疏于护理，所以肌少症发生的风险显著增加。骨骼肌用进废退，久坐不动的生活方式会加速肌少症的进程在医学界已经达成共识，而运动锻炼是维护骨骼肌健康的必要措施，故恰当的运动方式显得尤为重要。

2. 吸烟

“吸烟有害健康”是一句耳熟能详的话，吸烟不仅损伤肺与血管，还对骨骼肌健康有害。一项纵向队列研究纳入 65 岁以上的老年人并记录了其吸烟状态及每日吸烟量，经过 5 年随访发现：发生肌少症的患者中，吸烟者明显多于不吸烟者，且吸烟者患骨骼肌减少症的风险是不吸烟者的 2.36 倍。此外，与不吸烟的人相比，吸烟者发生严重骨骼肌减少症的风险增加了 2.68 倍。这是由于吸烟时会形成含数千种成分的气溶胶，包括活性氧、氮自由基、有毒醛等，可导致肌肉代谢受损、炎症和氧化应激风险增加、与萎缩相关的基因过度表达、各种细胞内信号通路的激活。

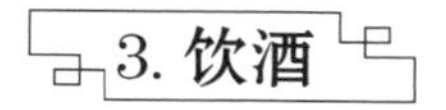

3. 饮酒

过量饮酒也是一种不良的生活方式。一项研究分析了我国 28 个省、自治区和直辖市 2015 年中国健康与养老追踪调查（CHARLS）的开放数据库，该研究对我国社区 60 岁及以上进行了肌少症标准检查的 7 584 位居民进行横断面调查。研究发现，长期饮酒与肌少症的发生有显著的相关性。

4. 熬夜

很多人忽略的熬夜问题，也是损害骨骼肌健康的不良生活方式。熬夜或作息不规律，可能加强人体的炎症反应，进而促使肌少症的发生。昼夜节律紊乱有损骨骼肌健康，更易使人发生肌少症，其潜在机制包括与昼夜节律调节相关的分子生物钟和线粒体功能异常。

六、哪些疾病会导致继发性肌少症？

肌少症于2016年10月被正式纳入国际疾病分类ICD–10疾病编码中，标志着医学界将其视为一种有独立特征的疾病。随着年龄增长，骨骼肌发生退行性变化，属于原发性肌少症。然而，临床中更广泛存在的是多种慢性疾病致肌量减少、肌力下降，甚至躯体活动能力减退而导致的肌少症，这一大类肌少症被称为继发性肌少症。那么哪些疾病容易诱发继发性肌少症呢？

消化系统疾病，如慢性胃炎、慢性肠炎、功能性消化不良、厌食等，能直接影响营养物质摄入、消化、吸收，使营养物质利用率降低，是临床十分常见的导致继发性肌少症的疾病。

恶性肿瘤也是导致继发性肌少症的常见疾病。很多终末期肿瘤患者都是极度消瘦的，恶性肿瘤患者总体营养不良发病率为39.0%。恶性肿瘤本身是一种消耗性疾病，在肿瘤快速生长的过程中会消耗人体大量的能量与营养物质。肌肉作为机体最大的蛋白质储存库，其蛋白质含量约占人体蛋白质总量的60%，因而在肿瘤发生、发展进程中肌肉极易被消耗。恶性肿瘤终末期患者甚至会出现极度消瘦、贫血、乏力、完全卧床、生活不能自理、极度痛苦、全身衰竭等表现，被称为恶病质。因此，很多老年人在体重持续降低的时候，需要到医院进行系统性的检查，以明确病因。此外，患有肌少症的肿瘤患者，其化疗效果也较差，故防治肌少症对肿瘤患者预后有重要影响。

糖尿病也会导致骨骼肌衰减，甚至有学者认为肌少症是糖尿病的一种并发症。2 型糖尿病患者发生肌少症的风险明显高于非糖尿病患者。与糖尿病相关的多个因素都可能影响骨骼肌蛋白质代谢稳态，使得蛋白质分解代谢大于合成代谢，经年累月可逐渐发展为骨骼肌衰减。这些因素包括胰岛素抵抗、血糖稳态失衡、脂肪浸润、慢性炎症状态、糖基化终产物等，以及糖尿病血管损害所致的骨骼肌血流灌注减少、营养物质供应不足。此外，糖尿病患者饮食控制不当也是骨骼肌衰减的原因之一。因此，糖尿病性肌少症防治也逐渐纳入了糖尿病并发症管理。

慢性肾脏病也可能导致继发性肌少症。60 ~70 岁慢性肾脏病老年人肌少症的患病率为 5% ~13%，随着肾功能恶化、病情进展，肌少症的发病率还会逐渐增加，尤其是在尿毒症期需要血液透析的情况下。慢性肾脏病患者需要摄入优质蛋白饮食甚至优质低蛋白饮食，但很多患者有食欲减退、消化功能不良等表现，进而影响营养物质的摄入和利用。同时，慢性肾脏病伴随的炎症状态和后期的代谢性酸中毒会加速骨骼肌蛋白质分解代谢，从而增加肌肉消耗。并且，慢性肾脏病患者的活性维生素 D 水平降低，而活性维生素 D 与骨骼肌的健康密切相关。

除了上述疾病以外，COPD 终末期及各种心脏疾病所致的慢性心力衰竭也会导致继发性肌少症。因此，肌少症的防治首先要明确病因并对因治疗，其次才是营养补充与运动疗法等。

七、为什么住院后反而更加乏力？

有的老年人住院后感叹：“为什么住院几天反而更加乏力呢？”在临床工作中，这一现象并不少见。住院期间，患者的基础疾病得以恰当的干预,使病情缓解,某些老年人却表现出乏力等症状。这是什么原因呢？事实上，即便是健康人，卧床数天也会导致肌肉功能下降，更何况大部分卧床的老年人还受到多种疾病的困扰，因疾病本身会通过各种机制导致骨骼肌加速衰减。

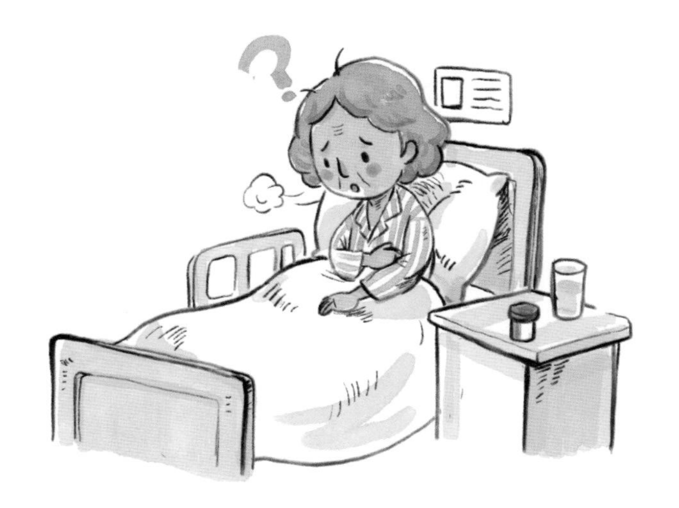

与这一现象密切相关的是“医源性肌少症”，这是一个新概念，是指由医疗机构的医务人员（包括医生、护士或其他医疗保健专业人员）的活动引起的肌少症。那么，哪些医源性因素可能导致肌少症呢？

首先，是与制动相关的医源性肌少症，主要是由不必要的卧床和制动导致肌肉萎缩所致。较长时间的卧床可导致肌肉蛋白质合成减少和肌肉蛋白质降解增加。一项研究发现，腿部短时间制动可使腿部肌肉质量和力量表现出下降趋势。肌肉质量和力量一般在制动后 5~7 天即可明显下降。长期卧床、低体重指数和低肌肉指数是发生肌少症的危险因素。因此，应向患者强调加强营养的重要性，鼓励患者尽早开始下床活动，以避免长时间制动所致的肌肉衰减。

其次，是与营养不良相关的医源性肌少症。住院期间营养管理不当、能量和蛋白质摄入不足，如不恰当禁食等，也是导致肌少症的重要原因。目前，国内很多老年病医院均在推进营养病房的建设，意在通过恰当的营养管理，帮助老年人避免肌少症、逆转早期衰弱状态、快速恢复健康。关于如何实现营养管理，将在专门的章节讨论。

最后，药物不良反应、跌倒、医院感染、压疮和手术相关并发症等也可能导致医源性肌少症。尤其是在极端情况下——重症监护室获得性衰弱（ICU-AW），机械通气、肢体制动、炎症风暴、负氮平衡等多种因素共同作用导致以分解为主的骨骼肌蛋白质代谢，这对疾病康复、预后及死亡率有深远影响。

以上因素均可导致医源性肌少症，那么应该如何避免医源性肌少症呢？北京医院国家老年医学中心与中国医学科学院老年医学研究院联合发文，应尽可能避免对老年患者实施输液、插尿管及物理约束等医源性制动；尽量减少有创检查和治疗，避免过度医疗行为；要尽早预防老年肌少症患者各种不良事件的发生。患者本人或家属认为卧床静养更有利于健康，但实际上不能一概而论，治疗疾病的同时，在身体条件允许的情况下进行恰当的运动锻炼是十分必要的。

八、肌肉衰减引发的全身问题有哪些？

肌少症以骨骼肌衰减为主要临床表现，骨骼肌的主要作用在于维持人体的姿势及运动能力。如果认为骨骼肌只有这些作用，那就大大忽略了骨骼肌的重要性。事实上，骨骼肌衰减对运动系统以外的其他器官、系统也有深远影响。

1. 骨骼肌与糖代谢

骨骼肌占成人去脂体重的40%～50%，80%的胰岛素介导的餐后葡萄糖转运与骨骼肌相关。因此，肌肉量是影响代谢，尤其是糖代谢稳态的重要因素。肌肉量减少会削弱骨骼肌对胰岛素介导的葡萄糖的处理能力，从而更易发生胰岛素抵抗及糖尿病。专家提出，保持肌肉量是维持糖代谢稳态和防治慢性代谢性疾病的基石。

2. 骨骼肌与蛋白质储备

骨骼肌主要由蛋白质组成，是人体最大的蛋白质储存库，肌肉组织中蛋白质合成与分解代谢间的平衡决定了肌肉量。肌肉量被认为是预测长寿的关键指标之一，骨骼肌肉量与长寿之间的潜在因果关系可能在于骨骼肌作为可靠的蛋白质储存库，在保护长期患病的个体时至关重要。

3. 骨骼肌与骨质疏松症

骨骼和肌肉同属于运动系统，二者联系紧密。低体重指数使骨组织所承受的机械负荷相应减小，从而减少骨的形成并刺激骨的吸收，不利于提高骨强度和骨矿化量，进而会加速骨质疏松症的进程。肌少症使骨质疏松症的风险明显增加，而骨质疏松症也使肌少症的患病率增加。肌少症与骨质疏松症同时发生，称为肌少－骨质疏松症，二者共同导致活动障碍综合征，显著增加了跌倒和骨折的风险。

其他值得注意的是，骨骼肌不仅分布在躯干与四肢，以保证躯体与四肢活动，同时还构成呼吸肌、咽肌及盆底肌，参与重要的生理功能。例如，COPD 合并肌少症的患病率在各文献报道中不尽相同，为 4.40%～86.55%。研究者认为肌少症是 COPD 患者肺功能恶化和不良预后的危险因素，是增加 COPD 病死率的独立危险因素。盆底肌松弛、尿道括约肌力量减弱会导致尿失禁、盆腔脏器脱垂等困扰老年人群的健康问题。此外，肌少症还与老年人吞咽障碍相关，从而导致老年人发生误吸、吸入性肺炎、营养不良等继发情况，使老年人的生活质量下降。

由此可见，骨骼肌状态关系到全身多系统的健康，防治肌少症是维护健康老龄的重要环节。

九、体重没有变化是否可排除肌少症？

有的中老年人存在疑问：我的体重没有变化，甚至稍有增长，是否可以排除肌少症呢？我并没有消瘦，为什么仍然经常觉得乏力呢？为什么年龄大了肉都松弛了？

事实上，人的体重随着年龄增长可保持相对恒定的状态，但是构成人体的组分却在悄无声息中发生着变化。总的来说，人的体重由脂肪成分、非脂肪成分（包括骨骼、肌肉等，以肌肉为主）和水分构成。

随着人体衰老，"去脂体重"逐年下降，主要原因就在于瘦组织重量减轻。研究提示，骨骼肌肌量在30岁以前达到巅峰，而后以每年6%~8%的速度衰减，至老龄时期则表现为肉眼可见的消瘦或肉眼不可见的"隐形消瘦"，同时伴有肌力下降和躯体活动能力低下。

与此同时，脂肪含量逐年增加。纵向研究表明，人体脂肪含量随着增龄逐渐增加20%~40%，60~75岁达到峰值。脂肪含量增加表现为内脏及肌内脂肪含量增加，而其他部位脂肪含量减少。脂肪不仅含量增加，更重要的是分布异常。例如，一项纵向研究发现，随着年龄增加，大腿中部骨骼肌间脂肪增加，且与体重、皮下脂肪无关。肌间脂肪浸润可引起肌组织代谢异常、肌力下降，同时也是肌肉质量随着增龄而降低的重要原因。

肌肉量减少和脂肪含量增加同时发生，在老年人群中是一种较常见的状态，表现为乏力懒动、肌肉松弛、腹型肥胖等。事实上，Baumgartner 通过 DEXA 评估身体组分时发现肌肉量减少和肥胖同时存在的状态，并将这种状态命名为肌少症性肥胖。既往我们测量的体重或体重指数（BMI）已经不能真实地反映躯体组分随增龄发生的变化。因此，目前临床医生常采用人体成分分析仪、DXA 等准确评估身体组分以指导营养与运动处方。

肌肉量减少和脂肪含量快速增加及肌少症性肥胖的不良预后被认为是老龄化社会的重大公共卫生风险。肌少症和肥胖症分别与代谢异常和心血管疾病相关，而肌少症性肥胖是二者的叠加效应，相较于肌少症或肥胖单独出现会产生更多不良的预后。在一项英国区域心脏研究中，伴有肌少症性肥胖的患者相较于非肌少症、非肥胖的患者死亡风险显著增加。一项 Meta 分析显示，肌少症性肥胖患者相较于无此疾病的患者，全因死亡风险增加了 24%。

因此，体重恒定并不能排除患肌少症的可能性，科学地评估体重及身体组分十分必要。

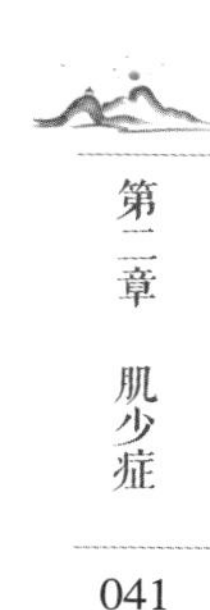

十、中医对肌少症的认识

肌少症的主要临床表现是消瘦，而形体消瘦在中医里有一个专有名词——痿证。除此之外，中医古籍中还记载了别的称谓，如“脱肉”“肌肉削”“大肉陷下”“大肉尽脱”等，都描述了一种形体消瘦、肌肉瘦削的状态。事实上，在传统中医里，痿证细分为了五种：皮、肉、筋、骨、脉五痿。确切来讲，肌少症相当于五痿中的“肉痿”，其主要病位在骨骼肌组织，但与筋、骨、脉等有一定联系。

痿证的发生机制在古籍中早就有所阐述。《素问》所言：“四肢皆禀气于胃，而不得至经，必因于脾，乃得禀也。”筋脉、肌肉、四肢、百骸皆赖五脏精气以充养，而五脏精气津液皆源于脾胃，由此可见，四肢肌肉依赖于脾胃运化的水谷精微润养，才得以表现出肌肉壮硕、灵活有力的状态。反之，当脾胃功能受损时，即如《素问》所言，“今脾病不能为胃行其津液，四肢不得禀水谷气，气日以衰，脉道不利，筋骨肌肉，皆无气以生，故不用焉”，脾胃运化的水谷之气不足以濡养四肢而导致肌肉瘦削、痿弱无力。由此可见，脾胃运化失司是痿证的核心病机，而修复脾胃运化功能则是解决肌肉衰减问题的答案。

因而有“治痿独取阳明”一说，何谓“阳明”？《素问》中记载，“论言：治痿者，独取阳明。何也？岐伯曰：阳明者，五脏六腑之海，主润宗筋，宗筋主束骨而利机关也。冲脉者，经脉之海也，主渗灌溪谷，与阳明合于宗筋。阴阳总宗筋之会，会于气街，而阳明为之长，皆属于带脉，而络于督脉。故阳明虚，则宗筋纵，带脉不引，故足痿不用也”。

意思是阳明经是五脏六腑的营养源泉，阳明经气血主濡养人体各个组分。针灸、汤药等治法令“足阳明胃经”精气充沛，气血化生充足，有助于维护四肢肌肉丰硕活力的状态。

原发性肌少症属于老年性疾病，与增龄密切相关，因而其病理基础除了脾胃生化气血的能力减弱，还与肾气衰疲、先天之精耗竭密切相关。《素问》云“肾者，作强之官，伎巧出焉”，意即肾主司机体灵活协调，肾虚则技巧不出甚或萎废不用。《素问》曰“丈夫八八，天癸竭，精少，肾脏衰，形体皆极”，肾气不足则形体亦衰疲。“肾为先天之本，脾为后天之本”，肾气是一切生理机能的原动力。可见，肾气衰疲也是肌少症的重要病机。

从五脏的角度而言，在肝、心、脾、肺、肾中，肌少症与脾、肾的关系最为密切。而从气、血、精、津液的角度来讲，“脾为后天之本，气血生化之源”，脾胃是气血的源泉，而气血是肌肉健康的根本；脾胃功能不足则气血乏源，进而导致消瘦、乏力等症。因此，除了健脾补肾，补益气血也是肌少症的治疗方法。

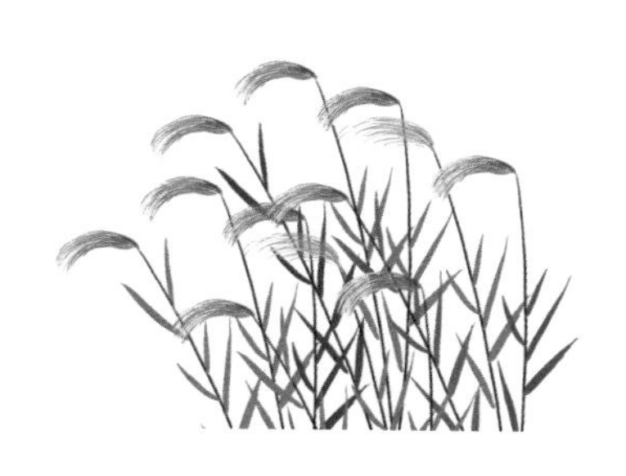

第三章 老年共病管理与多重用药

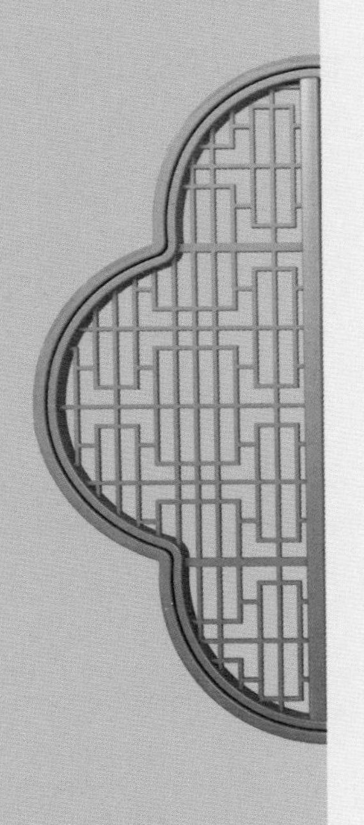

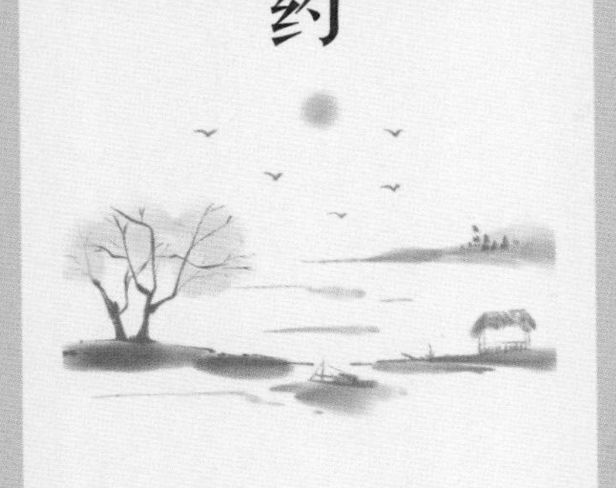

一、什么是老年共病和老年共病管理？

共存疾病是指同一患者并存 2 种或 2 种以上慢性疾病，简称为“共病”。对于老年人来说，慢性疾病不仅指老年人常见疾病（如高血压、糖尿病、冠心病等），还包括老年人特有的老年综合征或老年问题（如抑郁、阿尔茨海默病、尿失禁、衰弱、营养不良等），以及精神心理问题和药物依赖等。共病之间可以相互联系，也可以互相平行而互不关联。

共病在老年人群中极为常见。美国国家健康与营养调查（NHANES）研究发现，在 1 259 例冠心病患者中，大多数合并非心脏病的健康问题，诸如关节炎（57%）、慢性肺部疾病（25%）、糖尿病（25%）、肾功能不全（24%）和脑卒中（14%），以及合并其他老年功能异常问题，包括尿失禁（49%）、活动障碍（40%）、跌倒或头晕（35%）及认知损害（30%）。国内调查数据显示，老年人群中有 2 种及以上慢性疾病的达 76.5%。另有研究显示，在老年人群中，年龄每增加 19 岁，共病发生率增加 10%，80 岁及以上老年患者中，共病发生率达 80%。随着人口寿命的延长，高龄老年人的共病情况会更加突出。

共病会显著增加老年人不良预后的风险，主要表现在以下几方面：

1. 老年患者生存率明显下降

调查数据显示，在 8 811 万 65 岁以上人群中，受脑血管疾病、恶性肿瘤、心脏病、糖尿病、高血压、呼吸系统疾病这 6 种常见疾病侵害的老年患者在2 000万以上，并造成老年人预期寿命缩短，平均折寿7.86岁。

2. 增加医疗资源消耗

美国一项数据显示，有1种慢性疾病的老年人平均每年医疗花销为211美元，而有4种及以上慢性疾病的老年人平均每年医疗消费达13 973美元。美国2001年医疗保险的数据也显示，有3种及以上慢性疾病的人群花掉了整个医保费用的90%。

3. 容易导致过度医疗

在现有的专科诊疗模式下，共病老年人往往被分诊至多个专科就诊，可能造成多重用药、过多检查、治疗不连续及过度医疗等医源性问题。

4. 影响老年人群的健康及生活质量

共病老年人发生不良事件和死亡的风险显著增加，功能状态进行性下降，生活质量往往较差。

5. 增加临床决策难度

共病导致患者的疾病表现不典型，诊断更复杂，用药更多，治疗效果不稳定，难以根据常用的针对单一疾病的指南确立治疗目标和方案。

老年共病管理强调以患者为中心，制订个体化的干预方案，强调整体性和个体化，最终目标是改善老年人的功能状态和生活质量，这也决定了对共病的干预方案不是单个疾病治疗方案的叠加，而是根据老年患者的具体情况综合考虑。同时，结合患者的预后，遵循患者的意愿，是制订共病干预方案的最好依据。

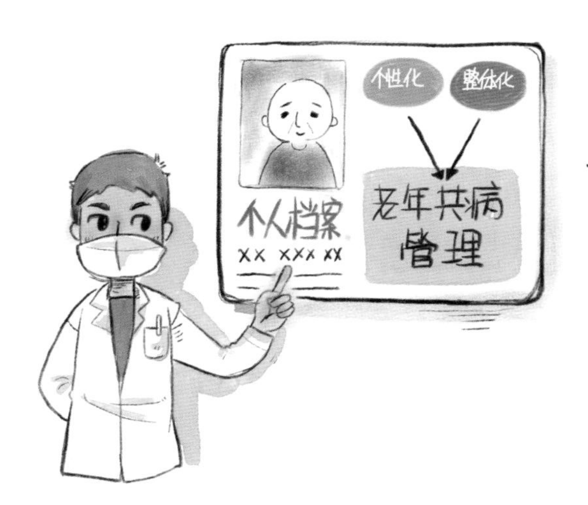

老年共病管理是一个复杂性问题，随着医疗技术的不断进步和公共卫生管理水平的持续提高，有不可治愈疾病的患者生存期也明显延长，其结果是，无论是在数量上还是在比例上，共病人数都在不断增加，共病问题越来越突出，若固守既往的临床思维和基本处理方法，将给老年人带来过度治疗的伤害。因此，转变观念，认识老年共病，学习共病管理的新思维，将有助于我们更好地维护老年人的生理功能和提高老年人的生活质量。

二、老年共病管理的目标与方向是什么?

老年人同时患有多种疾病几乎是常态，从老年人的出院证明即可看出，出院证明中包括十余个诊断者并不少见。老年人常见的慢性疾病涉及心血管系统、呼吸系统、消化系统、骨骼肌肉系统、内分泌系统等，有的老年人是名副其实的“周身是病”。优化共病管理一直是老年医学专家研究的主题，因此，明确共病管理要达成的目标将有助于梳理共病管理方案。

那么，老年共病管理的目标是什么呢?如果对老年人存在的每一种疾病按照各自指南的要求制订治疗方案，再把多个治疗方案累加起来，是不是就能成为一个优秀的老年专科医生呢?答案是否定的。专科医疗把治愈某种疾病作为医学干预的目标，但在老年医学领域，共病管理的目标与方向有其独有的特点:

1. 以老年患者为中心

老年共病管理从认知上发生转变，打破“以疾病为中心”的还原论诊疗观念，转变为“以患者为中心”的系统管理理念。2010 年，美国卫生与公众服务部（HHS）发布了“以患者为中心”的“共病战略框架”，制定了改善共病患者健康状况的路线图，为临床管理办法提供了指导原则。2017 年，英国国家健康和护理卓越研究所（NICE）也发布了一项关于临床共病评价和管理的指南，为医学实践提供了一份有用的指导参考。人是统一的整体，老年医学以患者为中心的导向是临床医学分科而治的回归。

2. 以预防失能为导向

失能，是指由意外伤害或疾病所致的身体或精神上的损伤，导致生活或社交能力的丧失。我国失能、半失能老年人口已有 4 000 多万人，失能导致老年人失去独立生活能力、生活质量降低、照护开支增加，是老年人不容忽视的健康问题。“健康中国行动之老年健康促进行动”的目标之一就是降低老年人失能的发病率。一项研究表明，失能比共病更能预测 80 岁以上老年人的死亡率。另一项研究提示，75 岁以上的糖尿病患者营养管理策略从预防代谢综合征转为预防衰弱，而衰弱是老年人发生失能的危险因素。

3. 以风险、获益为考量

治疗策略都可能存在风险与获益，只有当获益明显大于风险时，才会考虑纳入治疗方案，若更进一步，还需要考虑疾病的远期预后。如果一项治疗从干预到获益需要一段时间，甚至超过了老年患者的预期寿命，以至于患者几乎不能从中获益，反而会增加其药物不良反应的风险及用药负担，那么，这样的治疗对老年人来说就是没有意义的。此外，在医疗决策的过程中参考循证依据是非常重要的，但目前关于共病管理的循证依据并不十分充分。更多时候，需要老年专科医生不断地在理论学习和临床实践中摸索优化的治疗策略。

三、哪些药物可能导致衰弱?

在临床工作中，笔者曾经遇到这样一位老年女性患者，该患者既往因胃部不适咨询其牌友，该牌友为一名精神科医生（其间诊疗经过不详），他建议该患者服用一种抗抑郁药。该患者自述生活愉悦、遇事豁达，无工作压力、无家事烦心，但又十分信任这位牌友，因此遵照他的建议服用抗抑郁药。其后，该患者胃部不适好转，自认为抗抑郁药有效，但逐渐出现行动迟缓、头晕、下肢乏力、肢体震颤等症状，并且症状逐渐加重。遂再次咨询牌友，牌友建议加大抗抑郁药剂量。持续一段时间后，该患者难以忍受持续加重的症状，决定到正规医院就诊，经门诊医生系统地梳理用药后，发现其所用的抗抑郁药副作用较多，说明书明确提示该药物不良反应中全身症状常见虚弱、疲倦，神经系统症状常见眩晕、震颤，部分还可出现运动障碍等。

这一案例引人思索：最初该患者的胃肠道不适是否由焦虑抑郁所致？抗抑郁药是否使用合理？该患者后期行动迟缓、下肢乏力、肢体震颤等症状是抗抑郁药的副作用还是基础疾病所导致？

我们知道多病共存、多药共用易导致衰弱，而用药不当同样会引起衰弱。一项研究显示，潜在的不恰当用药易诱发跌倒、认知障碍、睡眠障碍等，从而增加衰弱发生、发展的风险。那么，老年人为防止衰弱需要注意哪些药物呢？

1. 镇静催眠药

镇静催眠药（如苯二氮䓬类药物）在老年人群中使用频率高，其副作用包括步态不稳、头晕、头痛、意识模糊等，从而会增加跌倒的风险，导致衰弱的发生或加重衰弱症状。此外，这类药物对大脑功能有一定的影响，可能加重老年患者的记忆障碍症状，使之不能准确判断物品及自身的位置等，大剂量服用还可出现言语障碍、动作不灵活、不能走直线等表现，以致衰弱发生的风险增加。

2. 抗精神病药

服用抗精神病药也会增加衰弱发生的风险。有研究显示，精神疾病对老年患者的损害十分严重，也会给家庭带来较大的负担。抗精神病药的不良反应较多，同样会影响老年患者的生活，增加衰弱发生、发展的风险。若将抗精神病药作为安眠药长期使用（超过 1 个月）可增加精神错乱、低血压及跌倒的风险，甚至导致手脚突然不能活动、运动迟缓、不能安静休息且有一定的攻击倾向等情况。

3. 质子泵抑制剂

质子泵抑制剂在临床上多被用于慢性胃炎、胃溃疡等情况的治疗，正常情况下这类药物无须长期服用。老年人过度使用质子泵抑制剂可能会引起维生素 B_{12} 缺乏、钙吸收减少，从而增加骨质疏松症和骨折的风险，并且和病死率增高有一定相关性。

4. 他汀类药物

他汀类药物是临床十分常用的降脂药物，但其可能导致肌组织力量和运动速度的下降，产生肌肉痛和肌量减少等问题，影响老年人的运动系统，增加跌倒发生的风险。

5. 降糖药物

不同种类的降糖药物对骨骼肌健康的影响存在很多争议。某些研究提示，二甲双胍可能对老年人肌肉含量具有保护作用，然而另一些研究则表明二甲双胍会对线粒体产生不利影响，引起肌细胞凋亡，还可能影响维生素 B_{12} 代谢。此外，磺酰脲类可能通过阻滞三磷酸腺苷（ATP）敏感的钾通道和增强线粒体琥珀酸脱氢酶的活性来诱导老年人骨骼肌的萎缩。

6. 其他

此外，β 受体阻滞剂可能减弱老年人对低血糖的感知能力，出现无症状性低血糖，可能诱发脑梗死、心肌梗死等严重不良预后；抗凝药物及抗血小板聚集药物均可能增加出血风险等。

老年患者及家属应遵照医护人员的用药指导，定期梳理长期使用的药物，阅读药物标签及说明书，主动了解潜在不恰当用药的相关知识，不随意增加或减少药物，避免药源性衰弱的发生。

四、用药如何做减法？

老年人多重用药是普遍现象，然而，并非药物使用得越多对健康越有利。在用药方面适当地做些减法，更有利于延续健康寿命。老年病学专家强调应对多重用药进行妥善管理，定期回顾老年人的用药，停用不必要、不恰当的药物，并根据肾功能调整用药剂量。老年专科医生通常会参考 STOPP/START 标准、Beers 标准和 McLeod 标准等减少不适当用药。那么，老年专科医生可依据哪些原则做用药的减法呢？

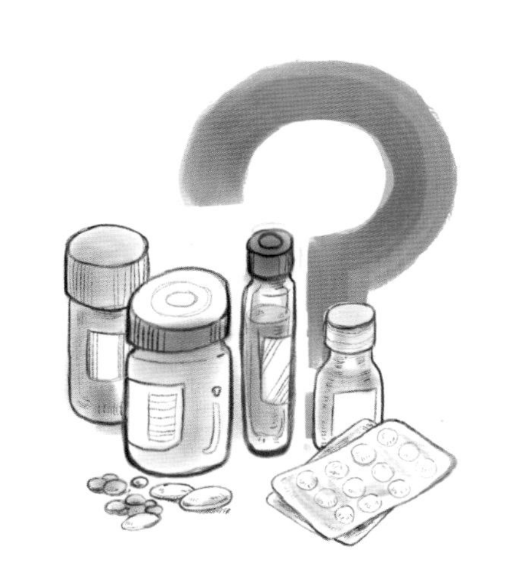

1. 避免使用功效相似的药物

有些老年人同时服用几种中成药，但实际上这些中成药具有相似的成分，主治病症和功效也十分相近，如很多针对心脑血管疾病的活血通络药物。这种情况下，选取一种最适宜的药物即可，没有必要同时服用多种功效相似的中成药。

2. 避免处方级联

如果使用某种药物产生副作用，而必须再用另一种药物去纠正这种副作用，这就叫作处方级联。这种情况下，增加一种药物以纠正副作用并不是最好的选择，替换掉产生副作用的药物才是根本的解决之道。

3. 避免降低患者依从性的药物

某些药物由于半衰期较短，不能完整地作用 24 小时，因此需要一日两次、三次甚至更多次服药。老年人记忆力减退，经常会忘记是否服药，服用这样的药物不利于用药安全。如果老年人需要吃两种药物，而存在这两种药物的复合制剂，那么选用复合制剂就可以减少药物使用的数量和种类。因此，老年专科医生会倾向于选用服药次数少、数量少的用药方案，以提高老年人的依从性。

4. 衡量风险与获益

例如，有血栓的患者，使用抗凝药物可防治血栓栓塞，但同时又增加了出血的风险。这种情况下，临床医生需要衡量风险与获益之间的关系，只有当获益明显大于风险，同时患者及家属充分知晓治疗的潜在风险与获益的时候，才可启动相应的治疗方案。

5. 避免有衰弱风险的药物

前面章节提到，某些药物如质子泵抑制剂、镇静催眠剂、某些降糖药物等，可能增加衰弱发生的风险，因此老年专科医生在定期回顾老年人的用药情况时应减少或替换这类影响长期用药安全的药物。

6. 以远期预后为考量

选择用药方案时应平衡预期寿命与用药方案所致远期预后的关系。例如，某些治疗方法只能改善远期预后，但是老年人的预期寿命有限，这种情况下治疗的必要性就需要反复考量，如果难以在有生之年取得获益，则不建议再增加用药。

7. 避免不必要的保健品与补品

很多老年人有盲目使用保健品、补品的习惯，尤其是有滥用具有补益和保健作用中药的习惯。中药应用的一大特色即是以药物的“偏性”纠正身体的“偏性”，因而每一种补品都有适宜的人群，而非所有人通用。如果误用补品，非但不能改善体质，反而可能使现有情况恶化。

8. 结合非药物疗法以减少口服用药

传统中医药治疗中有很多简便、高效的非药物疗法，如针灸、导引、浴足、埋线、穴位贴敷等，治疗痹症、虚弱、肥胖等均有显著的疗效，在恰当的时机加以妥善运用即可减少口服药物的使用，是值得推荐的可替代疗法。

五、保健品是否多多益善?

前文已提及，多重用药可能造成不良影响。保健品和补品似乎“有百利而无一害”，很少听闻保健品和补品的毒副作用，那么，保健品和补品是否多多益善呢?《周易》曾曰：“时止则止，时行则行。动静不失其时，其道光明。”意思是，在该停止时就停止，在该行动时就行动，动静之中把握分寸才是正道。同理，用药需掌握分寸，该用则用，不该用则停，再好的东西超过了限度也会造成危害。

也许有人会认为保健品安全性高，无须限制其用量。其实不然，《保健（功能）食品通用标准》中将保健品定义为：保健（功能）食品是食品的一个种类，具有一般食品的共性，能调节人体机能，适于特定人群食用，但不以治疗疾病为目的。保健品在生产过程中的质量控制要求，如空气清洁度、无菌标准、原料质量等均不及药品生产标准，且保健品不具有治疗作用，检验项目仅包含污染物、细菌等卫生指标，不需要大量临床验证即可上市，保健品并不能替代药物进行治疗，且保健品市场鱼龙混杂，需要擦亮眼睛鉴别真伪。

有调查显示，19.8% 的老年人认为医疗保健品与药物一样可以治疗疾病；13.3% 的老年人将预防疾病和治疗疾病作为购买、使用医疗保健品的初衷。事实上，保健品的作用仅以调节机体功能为主，并不以治疗疾病为目的。正是由于老年人对保健品的错误认知，加之部分保健品公司“夸大性”的营销行为，导致老年人延误疾病治疗的时间。有调查发现，在所调查的人群中，因服用保健品而停用降糖药、降压药，结果出现血糖不稳者占 23.3%，血压居高不下者占 17.8%，因此而发生脑血管意外者占 7.4%，共占了服用保健品人数的 48.5%。

此外，在进行药物治疗期间，妄自服用保健品还易导致药物与保健品里的某些成分产生相互作用，从而引发不良反应。如含有丹参、当归等中药材成分的保健品，多具有活血化瘀的作用，若其与抗血小板聚集药物（如阿司匹林、氯吡格雷等）或抗凝药物（如华法林、肝素等）同用，可能会造成凝血障碍；患有心血管疾病的老年人可能会用到洋地黄等强心药，若擅自加用含钙和维生素 D 的保健品，则易诱发洋地黄中毒（患者可出现心律失常、恶心、呕吐、视物模糊等临床表现）；服用含钙、镁等抗溃疡药的患者，若过量补充含维生素 D 的保健品，易引起高钙血症或高镁血症。维生素 D 是常见的补充剂，然而过量补充维生素 D 容易对骨骼、肝脏和肾脏造成损伤，有的甚至会增加骨折风险。一名 72 岁的男性在连续 4 年每周服用 6 万单位的维生素 D 补充剂后，出现了行走困难、双手颤抖、健忘、恶心、食欲下降和体重明显减轻等临床症状，其最终被诊断为维生素 D 中毒。

综上所述，不能盲目服用保健品，保健品也并不是多多益善。

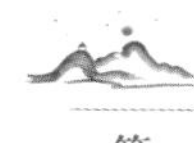

六、如何管理和记录自身用药情况？

用药情况包括患者既往用药情况、药物过敏史、药物不良反应的发生情况，以及目前正在使用的药物的种类、剂量及服用频次。有的患者到医院就诊，对自身的用药情况不清楚，通常会告知医生“忘记服用过什么药”“听医生的，您看我现在需要用什么药就给我开吧”等；而另一些患者就诊时会随身携带药盒或用药清单。两种行为模式体现了患者对自身健康的重视与否，呈现出显著的差异。

其实，记录好用药情况有利于医生了解患者的既往疾病、用药情况、依从性、对疾病和药物使用常识的了解程度、对药物治疗的心理预期以及患者潜在的合并用药等情况，为医生进一步用药提供依据与指导。

那么患者如何管理和记录自身用药情况呢？如今用药管理终端服务蓬勃发展，患者及其家属可以针对自身特点选择适宜的工具，高效、高质地管理和记录用药情况。

1. 智能药箱的使用

如今市场开发的家庭智能药箱兼具服药提醒与用药记录的功能，患者及其家属可进行药品分装、药物信息录入，以便管理药物（如找药、设置保质期与库存），并可以通过配套的应用程序对服药时间、剂量等信息进行设置，以提醒患者服药，以此记录用药情况，便于用药信息的管理与查询。

2. 自制备忘录、表格等的使用

通过自制用药记录表格或备忘录等方式，也可对用药情况进行记录。用药情况具体需记录：①每阶段服药种类（包括厂商名称）、药物规格、服用剂量、服用频次，甚至具体的服用时间。②服用某种药物的某个剂量期间疗效如何，如发作频率、发作程度或发作类型是否有改变。③若药物有调整，则要记录换药或增减剂量的原因和情况，以及调整药物前后的疗效变化。④用药是否规律，是否经常漏服药。⑤每种药物是否有不良反应及不良反应的表现，如皮肤瘙痒、胃肠道不适、失眠或嗜睡、月经紊乱、呼吸问题等。

可以参照表 4 记录自身用药情况。

表 4　用药情况记录

日期	药品	生产厂商	服用			效果	不良反应记录	备注
			服用规格	服用时间	服用情况			
2022 年 7 月 25 日至 2022 年 8 月 5 日	胞磷胆碱钠片		单片剂量 × 片数（一天三次）	7 月 25 日 7:30	漏服			如换药理由、注意事项、突发变化等
				7 月 25 日 12:30	推迟至……服用			
				7 月 25 日 19:30	提前至……服用			
				……				
	阿托伐他汀钙片		单片剂量 × 片数（一天一次）	7 月 25 日 7:30	√			

备忘录、便签甚至闹钟等也可实现对用药情况的管理，用药情况的记录同样也围绕上述信息进行编辑处理。

吃药

今天 22:06 个人 ▾

7.25

胞磷胆碱钠片（厂商）

7：30 漏服 （记录特殊情况）

12：30 推迟至…… 出现胃部不适

19：30 提前至……

备注：

阿托伐他汀钙片（厂商）

7：30 ✓……

3. 手机应用程序与微信小程序的使用

具有用药记录管理功能的应用程序与微信小程序数量繁多又各有千秋，下面列举部分常见用药记录管理应用程序与微信小程序及其特点，详见表 5。

表 5 常见用药记录管理应用程序与微信小程序及其特点

工具	名称	特点（除服药提醒与用药记录功能外）
手机应用程序	服药精灵	可记录血压、体温、心率等日常指标
	用药管理	针对类风湿关节炎患者，具有关节评估与社区交流功能
	魔法小药盒	可查询药物信息、健康知识，有讨论圈功能
	叮咛服药（ios）	可管理药物信息（保质期与库存）、远程管理
	icare（ios）	可管理药物信息（保质期）、定位周边药房和医院
	药准时	可远程管理，可与配套药箱使用
微信小程序	守帕	针对帕金森病患者，还具有病友交流社区
	吃药提醒助手	界面简洁，可生成服药历史与依从性报告
	服药精灵	服药精灵应用程序的微信小程序版
	用药检测	记录肿瘤变化趋势与用药有效性、耐药性（无服药提醒和其余记录功能）

七、什么是老年综合评估？

老年人群多病共存、多药联用是常态，同时伴有躯体功能、认知功能、社会功能等受损。要完善老年患者的预防和治疗干预措施，必须从多维度评估老年患者的健康和功能状态，因此老年综合评估（CGA）在老年医学面临医学模式转变、服务体系建设、老年健康观念转变等方面的挑战下应运而生。

早在20世纪40年代，英国老年医学的先驱者马乔里·沃伦（Marjory Warren）根据慢性疾病患者在行动能力、心智功能和自控力方面的能力和缺陷，为其开发早期评估和分类系统。此后，CGA的概念逐步被临床所接受，躯体、心理和社会领域的评估工具进一步发展。如今，CGA成为老年医学中的一项标准诊断程序，系统和客观地概述老年患者的功能状态和缺陷，并监测特定的老年治疗干预措施的效果。有研究发现，开展和普及CGA有利于保障老年人的医疗安全，提升整体医疗服务质量，提高医疗服务可及性，降低医疗费用等，从而助力建设健康老龄化社会。

CGA是老年医学中极为重要的基本概念，涉及多学科、全方位的诊断过程，分别从老年群体的医学、心理学、社会学、功能状态、生存环境与生活质量等方面来确定老年人群所具有的能力和存在的问题，以制订个体化的预防保健、疾病诊治、康复护理、照护与长期随访措施，使老年人保持良好的健康状态，提高生活质量。大量研究发现，CGA可有效降低老年人的跌倒风险，改善老年人的健康状况，有助于老年慢性心力衰竭、慢性阻塞性肺疾病、骨质疏松症、糖尿病、高血压等诸多老年慢性疾病的综合治疗。CGA 包括以下模块：

1. 日常生活活动中的功能状态

老年疾病治疗的一个主要目标是提高和维持老年患者完成日常生活活动的能力，并达到或保持功能状态，以使老年人能够在最少的护理和帮助下自主生活。因此，日常生活活动中整体功能状态的评估是 CGA 中最重要的模块之一。

2. 活动障碍和跌倒风险

老年综合评估不仅要发现老年患者行动能力方面的问题，更重要的是了解老年患者的病史，包括现有的步态问题、肌肉骨骼系统问题、疼痛、跌倒和眩晕等，以对患者进行活动障碍和跌倒风险评估。对跌倒的风险因素进行评估时还必须评估患者的视力、神经损伤程度和用药情况。

3. 营养状态和吞咽功能

充足的营养是健康衰老的必要保障。在老年人群中，营养不良与肌少症、功能受损、骨量减少、修复能力下降、免疫功能低下和死亡率增加有关。吞咽功能障碍在衰弱老年人中很常见，并且是老年营养不良的重要原因。因此评估营养状态和吞咽功能是 CGA 中不可缺少的模块。

4. 认知和情绪

老年人的认知障碍可由多种原因引发，有不同的评估工具用于认知障碍的检测和量化。认知障碍与衰弱有密切的联系，早期发现认知障碍并进行干预具有重要意义。此外，有研究显示，居家老年人抑郁的发病率为 8%~16%，因此还有必要对老年人的情绪进行评估。

5. 社会和环境问题

老年人的生活质量在很大程度上取决于其社会和经济状况。因此，CGA 还有一个重要部分是对老年人社会参与和周围支持网络的评估。

CGA 是目前公认的医院评估衰弱老年人的金标准。因此，在《老年人衰弱预防中国专家共识（2022）》中，将 CGA 作为衰弱老年人临床评估的必要环节，可为后续制订干预衰弱的具体方案提供指导意见。

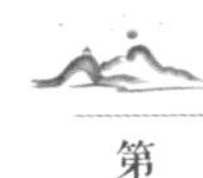

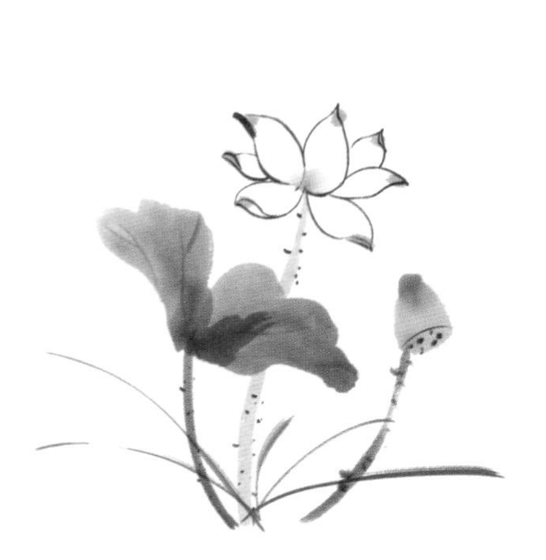

八、老年科学给我们什么启示?

什么是老年科学？它和老年医学有区别吗？它带给我们什么启示？

老年医学，最初是由一位美国学者于1909年首先提出的，它既是老年学的一个分支，又是医学科学的一个组成部分，主要以研究老年人常见病和多发病的病因、病理和临床特点，寻找有效的诊疗和防治方法为导向。在以疾病防治为主导的治疗模式下，虽然人们的预期寿命持续延长，但无病痛的健康寿命并没有相应延长。也就是说，随着平均寿命的延长，伴随的是老年人承受病痛的时间延长，而老年医学很难解决整体健康状况持续恶化的问题。

衰老的生物学过程本身就是许多慢性疾病和失能的最大危险因素，这也限制了健康寿命的长度。某些科学家认为，衰老是一种可以治疗的疾病，治疗衰老不仅能延缓与年龄有关的慢性疾病，还可以帮助人们更长久地保持健康。

老年科学，更加关注衰老本身，而采取了一种不同的视角，试图了解使衰老成为老年人常见慢性病的主要风险因素和驱动因素的遗传、分子和细胞机制。

2013年，近500名科学家、倡导者和其他对健康与老龄化感兴趣的人聚集在美国国立卫生研究院，举行了第一次老年科学峰会，其主题是“老年科学的进步——对健康寿命和慢性疾病的影响”。这次峰会的主要目标是寻找新的方法来理解衰老的共同机制及衰老成为多种慢性疾病病理基础的机制。峰会还提供多学科合作的机会，以探索慢性疾病和衰老之间的相互作用，以期最终发现预防和治疗衰老的新途径。来自不同学科的著名研究者共同确立了老年科学的支柱课题：炎症、免疫、对压力的适应性、表观遗传学、新陈代谢、大分子损伤、蛋白质稳态及衰老。因此，如何改善炎症状态、清除衰老细胞、对抗氧化应激、维护蛋白质稳态及干细胞活性、维持线粒体功能及端粒长度等，成为老年科学研究的重点方向。

2018 年，世界卫生组织将衰老列入了国际疾病分类（ICD–11），使得老年科学得到更加广泛的关注，老年科学家们致力于了解衰老导致多种老年慢性疾病的机制，探索共病的共同病理机制及潜在的治疗靶点。其研究重点主要在于探索衰老作为老年常见慢性疾病和病理状态的主要风险因素和驱动因素的遗传、分子和细胞机制。老年科学的新高度与广视野刷新了我们对老年疾病的认知，通过探索靶向衰老相关的核心病理机制来阻延共病的发生与发展、延长健康寿命是未来老年医学的研究方向。

老年共病是表象，衰老相关的病理变化才是核心。老年科学对衰老的机制与共病的共同病理机制的探求，其实在中医学上来讲即所谓的“辨证论治，审证求机”。病机，是指疾病发生、发展、变化及其结局的机理。以阴阳五行、气血津液、藏象、经络、病因和发病等基础理论，探讨和阐述疾病发生、发展、变化和结局的机理及其基本规律，辨识病机是治疗疾病的前提和重心。虽然中医学的病机和现代生物医学所言的病理机制内涵不一样，但是着眼于探求共同病理机制以防治诸多病态表象，是传统中医融汇于现代老年科学的切入点，也是老年医学以人为本认知的回归。

九、为什么整体稳态更重要?

《老年人衰弱预防中国专家共识(2022)》中对衰弱的定义中提到稳态网体系受损，那么“稳态”是什么意思呢?整体稳态和局部病理孰轻孰重呢?

整体稳态是指机体在一定的时空范围内，通过整合调控，使机体的各项功能活动在相对狭窄的范围内保持稳定状态，这是一种可变但又相对恒定的状态。其中在机体层次保持协调、有序和相对稳定状态均属于整体稳态。机体在感知外界环境因素变化的同时，通过整合与调控，做出整体性的适应性反应，以维持整体稳态。对人体来说，稳态是细胞维持正常生理功能乃至机体维持正常生命活动的必要条件。内稳态是生物控制自身的体内环境使其保持相对稳定的重要机制，是生物体从分子、细胞、组织、器官到系统的各个层级的网状协作稳定机制。

事实上，传统中医的核心思想即包含了一种朴素的稳态理论。中医学在几千年前提出的“阴阳自和”可以说是阴阳学说较早对稳态的一种阐释。阴阳是指事物与事物之间相互对立的两种基本属性，既可表示一种事物内部相互独立的两个方面，又可表示相互对立的两种事物或对象，具有普遍性、关联性、规定性、相对性等特质。中医学认为阴阳交感，如“天地合气，命之曰人”“人生有形，不离阴阳”“阴阳匀平，以充其形”“阴平阳秘，精神乃治，阴阳离决，精气乃绝”。人体的组织结构、生理功能、病机变化及疾病的诊断与治疗皆可用阴阳概括说明，阴阳自身通过相互制约和互用，自我调节，维持相对的动态平衡，以达到健康的身体状态。

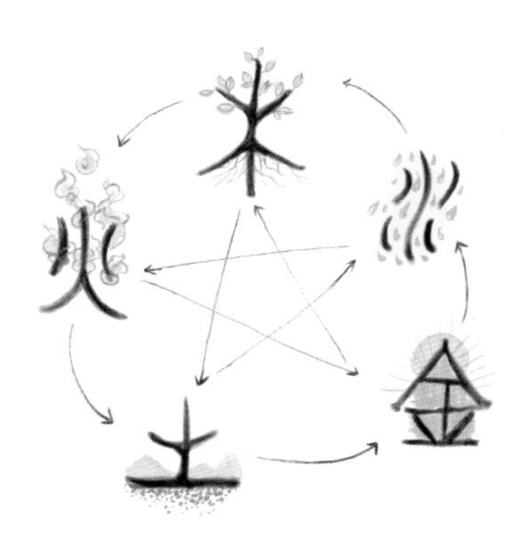

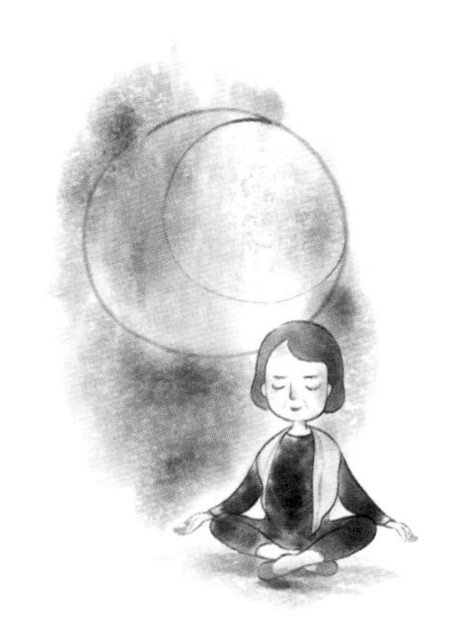

中医五行理论是另一种朴素的稳态理论。木、火、土、金、水构成五行的基本元素，五行之间“生克制化”的网络连接是较之于阴阳更为复杂的调节系统，揭示了以五大功能系统为核心的协调平衡的稳态系统。五行与五脏对应关系：木应肝、火应心、土应脾、金应肺、水应肾；五行相生关系：木生火、火生土、土生金、金生水、水生木；五行相克关系：木克土、土克水、水克火、火克金、金克木。五行理论解释说明了人体生理、病理的各种现象，以系统的观点阐述了病理现象与疾病，五行稳态是健康生命的根基。

虽然阴阳、五行等理论古老而朴素，但历久弥新，至今仍然广泛应用于理论阐释及临床实践。

稳态模型理论延伸至老年共病管理后，老年医学专家逐渐重视人体的整体平衡状态，将每个系统的疾病都纳入考虑范围，根据疾病的轻重缓急、远期预后分出治疗的优先级别。不以治愈单个器官、系统的疾病为目的，而以维护整体长时期有序稳态为目的是老年医学干预的特色。重视整体稳态，是专科诊疗模式下医学模式的调整，以人为本而不是以病为本，是老年专科医生诊疗的核心。

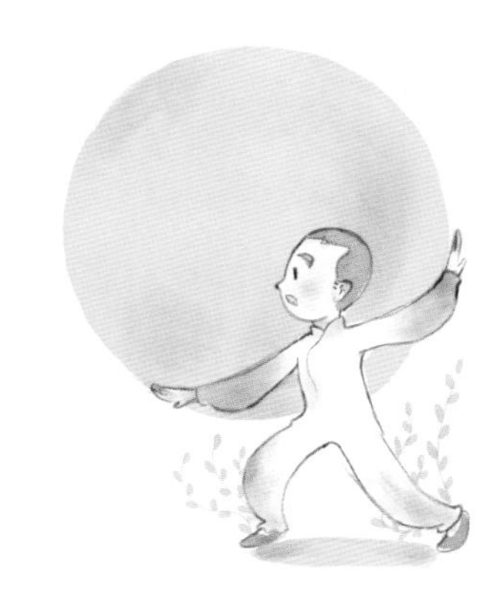

十、老年病科看什么病？

老年医学科或老年病科看什么病？对于老年医学专业人士来说，这是一个让人哭笑不得的问题，但同时，这也是一个让很多人都感到疑惑的问题。因为在人们的观念中，冠心病、高血压等疾病患者应该去心血管科就诊；慢性支气管炎、哮喘等疾病患者应去呼吸科就诊；胃痛、便秘等疾病患者应去消化科就诊；月经不调、盆腔炎等疾病患者应去妇科就诊……在人们熟知的专科诊疗模式下，几乎每一种疾病都有相对应的专科，那么老年病科还能诊治什么别的疾病吗？科室设置是不是多余的呢？

事实上，早在 2017 年，国务院印发的《“十三五”国家老龄事业发展和养老体系建设规划》中就明确提出，到 2020 年，二级以上综合医院设老年病科的比例应在 35% 以上。

2019 年初，国家卫生健康委员会老龄健康司再次明确要建立完善老年健康服务体系，在二级以上综合医院设立老年病科。当年 10 月，国家卫生健康委员会、国家医疗保障局、国家发展和改革委员会等八个部门联合发表的《关于建立完善老年健康服务体系的指导意见》指出，到 2022 年，二级及以上综合性医院设立老年医学科的比例达到 50%。到 2022 年，80% 以上的综合性医院、康复医院、护理院和基层医疗卫生机构成为老年友善医疗卫生机构。

2021 年，国务院印发的《“十四五”国家老龄事业发展和养老服务体系规划》提出，到 2025 年，设立老年医学科的二级及以上综合性医院占比在 60% 以上，要加强综合性医院老年医学科建设。对全国二级及以上综合性医院老年医学科和医养结合机构的1万名骨干医护人员、国家安宁疗护试点市（区）从事安宁疗护工作的5 000名骨干医护人员，开展诊疗知识和技能培训。

由此可见，随着老龄人口逐年攀升，应对老龄化社会的策略早已进入国家健康老龄化规划，且对综合医院老年医学科占比的要求持续提高。老年病科是十分必要的机构。那么，老年病科主要诊治哪些疾病呢？

首先，老年人往往多病共存，具有两种及以上疾病的老年人都可以在老年病科就诊。例如，老年人同时患有糖尿病和冠心病，如果医院没有老年病科，患者就需要分别到糖尿病科和心血管科就诊，耗时且费力；如果医院设置了老年病科，该患者就可以直接到老年病科就诊，同时对糖尿病和冠心病两种疾病进行诊治，就会更简便、快捷。事实上，常见老年慢性疾病在老年病科都可以得到妥善的处置，即便是遇到棘手的医疗问题，也可以通过多学科会诊协助制订治疗方案，做到以患者为中心，避免患者辗转劳顿。

其次，老年综合征的评估与干预可以在老年病科进行。老年综合征是指由多种疾病或多种原因造成的同一种临床表现或问题的症候群，包括衰弱、跌倒、痴呆、尿失禁、便秘、谵妄、抑郁等。事实上，《“十四五”国家老龄事业发展和养老服务体系规划》明确指出：推动医疗卫生机构开展老年综合征管理，促进老年医疗服务从单病种模式向多病共治模式转变。

最后，某些老年人出现身体不适、异常症状，但尚未找到确切的病因时可在老年病科就诊。例如，乏力、消瘦、水肿、麻木、疼痛、口干、口臭等表现，属于躯体不适感受，但尚未明确原因，临床上称之为“未分化疾病”，这种情况可以在老年病科就诊。

综上，老年病科业务范围涉及人体各个系统，只要是老年人群的健康问题，都是老年病科关注的焦点。老年病科为老年人群提供预防、养生、保健、医疗、康复、宁养等一系列整合的服务，而综合的服务模式是老年人迫切需要的。

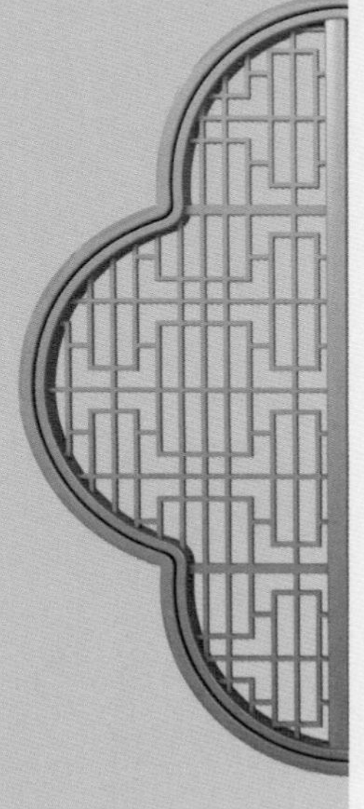
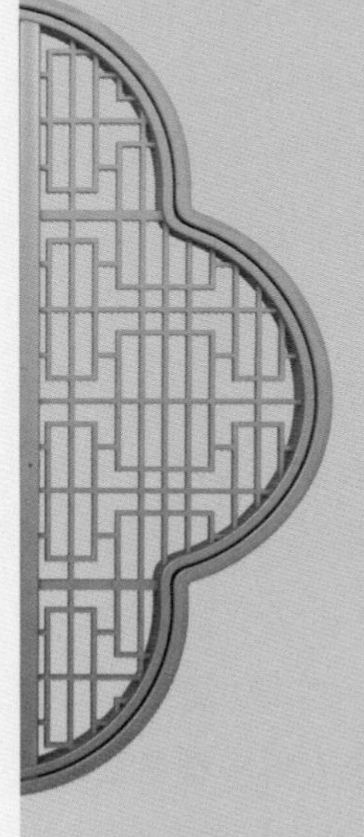

第四章

认知衰弱

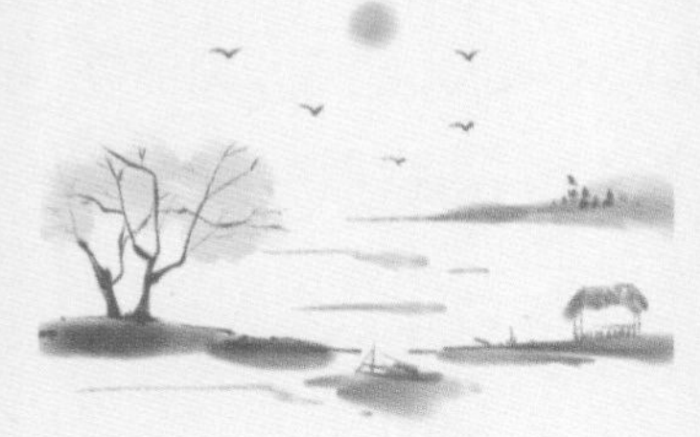

一、什么是认知衰弱？

在之前的章节中，我们重点讲述了以疲乏、握力降低、行走速度减慢、躯体活动降低和不明原因的体重减轻为典型表现的老年衰弱。那么认知衰弱又是什么呢？认知衰弱和衰弱有什么联系呢？

事实上，广义的衰弱可以分为生理衰弱、认知衰弱和社会心理衰弱。前文中提到的衰弱，更确切地讲属于生理衰弱。认知衰弱是指同时存在生理衰弱和认知损害的一种状态，已被认为是衰弱的亚型。由于认知障碍给社会造成沉重负担，衰弱对认知功能的影响逐步得到了关注。与年龄相关的大脑功能损伤可以进展为认知损害，轻度认知障碍（MCI）在老年人群中很常见，而痴呆为认知损害的最后阶段。

认知衰弱这个概念最初由 Panza 等在 2006 年提出。2013 年，国际共识小组（国际营养与衰老研究所和国际老年医学协会）在法国图卢兹举办了一次关于认知衰弱的讨论，主要研究由身体原因引起的认知损害。

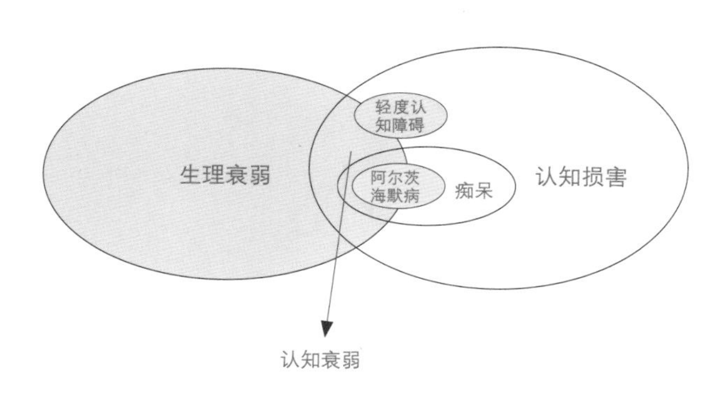

既往人们并没有意识到生理衰弱与认知衰弱之间的关系，所以关于二者的研究总是分开进行的。虽然研究者逐渐发现生理衰弱与认知衰弱有密切的联系，但二者的因果关系尚无定论。生理衰弱可以加速认知正常人群的认知损害，进而增加其患轻度认知障碍和痴呆的风险。另有研究显示，认知衰弱会增加老年人失能、痴呆、死亡等不良健康结局的风险，认知衰弱老年人患痴呆的概率是健康老年人的 3.66 倍，其死亡率为健康老年人的 1.93 倍。在老化过程中，生理衰弱和认知衰弱相互作用，使躯体功能和认知功能进一步下降，形成恶性循环。

2015 年，Ruan 等建议将认知衰弱分为 2 个亚型：可逆的认知衰弱和潜在可逆的认知衰弱。可逆的认知衰弱是由身体因素引起的主观认知功能下降（SCD），指受试者主观认为其认知功能下降，包括主观记忆功能障碍或执行功能、注意力、语言、视觉－空间功能下降，但在认知测试中表现正常。潜在可逆的认知衰弱是指轻度认知障碍中存在的一部分可逆的认知损害，但大部分情况下轻度认知障碍患者表现出不可逆的认知功能减退。

本章将重点阐述认知衰弱的早期发现与预防。

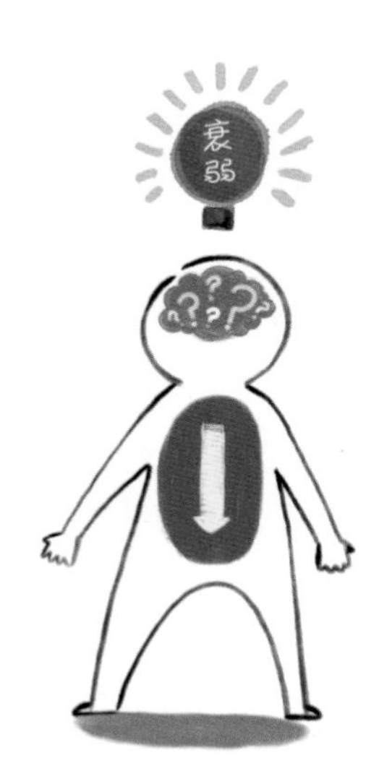

二、如何自我筛查早期认知损害？

认知是大脑接收、处理外界信息，从而认识世界的过程，认知功能涉及记忆力、注意力、语言、执行、推理、计算和定向力等方面。认知损害指上述一项或多项功能受损，它可以不同程度地影响患者的社会功能和生活质量，严重时甚至导致患者死亡。认知损害按严重程度分为轻度认知障碍和痴呆。在 65 岁及以上人群中，轻度认知障碍患病率为 10% ~ 20%，痴呆患病率为 5.56%，痴呆已成为心血管疾病、癌症、脑卒中之后威胁老年人健康的“四大杀手”之一。正确认识认知损害是早期识别痴呆的关键。那么如何早期筛查认知损害呢？老年人早期认知损害常包含以下十大症状。

①记忆力明显减退。这是认知损害患者最常见的首发症状。早期表现为记不起近期的事、丢三落四、说完就忘等。②完成日常家务变得困难。有时甚至连多年养成的习惯、爱好都会忘记，如做饭时的口味、喜好等。③语言障碍。有时连一些简单的词汇都不能表达自如，例如，想要牙刷时说：“给我拿一支带毛的笔来。”④搞不清时间、地点。例如，就在家附近却找不到自己家门。⑤判断力下降。如正值冬天，却拿出夏天的衣服穿。⑥抽象思维能力障碍。分不清钱的多少，忘记数字代表什么意义，如付钱时应给一元，却执意要给一百元。⑦常用的物品放错地方。如熨完衣服，却把熨斗收进冰箱里。⑧行为及情绪改变。如吃饭吃得正高兴时，突然不吃了，莫名地开始生气。⑨性格明显改变。如突然变得自私多疑、固执任性、孤僻、古怪等。⑩对日常生活不感兴趣。如连续几小时呆坐

在电视机前或长时间闷睡等。

若出现2项及以上症状，怀疑老年人存在认知损害时，应该尽早到医院神经内科、老年医学科、记忆门诊等就诊。神经系统退行性疾病、心脑血管疾病、营养代谢障碍、感染、外伤、肿瘤、药物滥用等多种原因均可导致认知损害，需要医生进一步评估、化验及检查明确原因，纠正可逆性因素；通过早期干预危险因素及轻度认知损害，尽量避免痴呆的发生；如果诊断为痴呆，则应早期制订治疗和照料计划，延缓疾病进展速度，防止走失、跌倒等意外事件的发生。

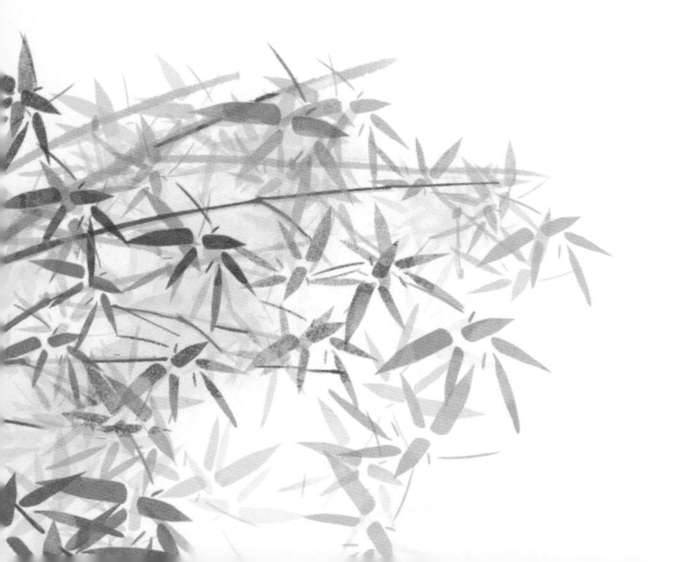

三、认知损害的危险因素有哪些？

2020 年 7 月，《柳叶刀》（*The Lancet*）发表由 28 位世界权威专家牵头的“柳叶刀特邀重大报告：关于痴呆的预防、干预和照护”，报告提供了关于预防痴呆最佳证据的最新分析，发现调节整个生命历程中的 12 种危险因素或许能延缓或预防 40% 的痴呆病例发生。

1. 受教育程度较低

文盲和受教育程度低是痴呆的危险因素，此类人群患痴呆的危险性增高。文盲患痴呆的概率是受过中学以上教育者的 2~3 倍，文盲可使痴呆发病提前 5~10 年，而受过一定程度教育的人可使痴呆的发生推迟 5~10 年。

2. 听力受损

听力受损可以导致听觉获取信息的能力明显下降，听觉通路受到抑制，大脑的输入（刺激）明显减少，大脑听觉皮质可能会逐渐萎缩，会大大减少语言中枢处理声音的可用脑力资源，诱发痴呆的发生。

3. 创伤性脑损伤

反复有脑外伤的患者，痴呆的患病率明显高于无脑外伤者，需诊治的头部外伤发生痴呆的相对危险度是对照组的 3 倍。病理尸检发现，脑外伤患者的脑组织中有许多神经元纤维缠结，而神经元纤维缠结是阿尔茨海默病的病理表现之一。

4. 高血压

高血压对脑组织的影响是一个持续而渐进的过程，高血压能引起的脑部病变，包括无症状脑梗死、脑白质异常及脑萎缩。科学家的大量研究表明，这些改变与认知功能减退和痴呆有关。

5. 大量饮酒

国外研究提示，大量饮酒和酒精使用障碍，是导致痴呆症最重要的危险因素。大量饮酒会加重脑细胞损害，增加痴呆的危险性，而且酒精中毒可以导致精神障碍，严重者甚至发生酒精性痴呆。

6. 肥胖

70 岁以后，BMI 每增加一个点，疾病的风险就会增加 36%。肥胖会导致血压升高和动脉狭窄，从而限制大脑中的血流，导致疾病发生。南澳大利亚健康与医学研究所学者的研究表明，肥胖与大脑灰质萎缩有关，会增加痴呆风险。

7. 吸烟

吸烟是心脑血管事件的危险因素，可增加罹患血管性痴呆的风险。

有前瞻性研究发现，吸烟可使痴呆患病率增加，且在调查时发现仍吸烟者患痴呆的危险性高于既往吸烟者。

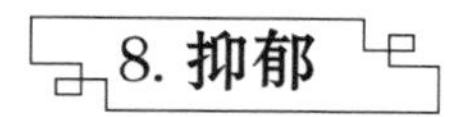

8. 抑郁

痴呆患者在早期常见抑郁和焦虑症状，对老年期抑郁患者的随访也显示，该类人群患痴呆的可能性会增大。有病理研究结果提示：长期的慢性抑郁会加剧海马结构的损伤，这与痴呆的发病有关。

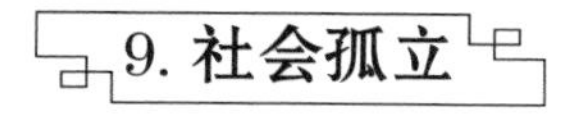

9. 社会孤立

健康的生活方式对认知功能有保护作用，如适当的运动、娱乐、社交活动等。户外运动使痴呆患者的部分认知和行为障碍得到改善。不参加社区活动、经常不与亲朋好友交流的老年人，更容易发生痴呆。

10. 缺乏体育锻炼

许多研究表明，不参加体育锻炼，在力量、耐力、柔韧性、平衡性等方面较差的老年人，更容易发生痴呆。

11. 空气污染

研究表明，空气污染是痴呆的一个潜在重要风险因素，空气污染导致全球约 200 万人患痴呆症，约 60 万人因此死亡。当污染物颗粒（PM2.5 颗粒）进入人体后，它们会影响中枢神经系统，导致认知损害。

12. 糖尿病

糖尿病是以高血糖为特征的一种代谢性疾病，机体长期处于高血糖状态会导致神经慢性损害。流行病学调查显示，2 型糖尿病患者发生痴呆的风险是非糖尿病患者的 1.4 ~ 4.3 倍。

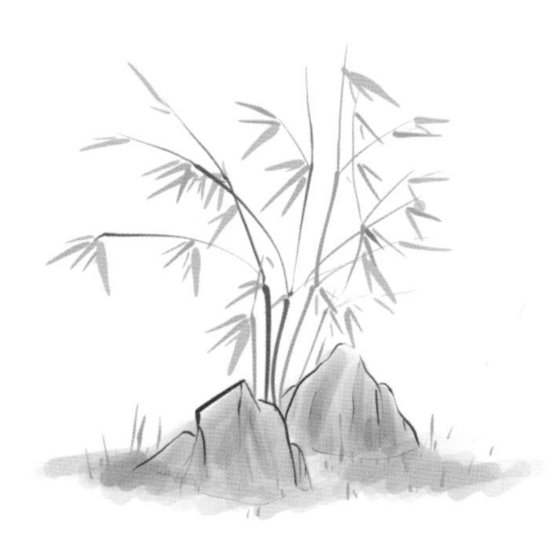

四、如何预防认知衰弱？

认知衰弱同时存在生理衰弱和认知损害的临床表现。这意味着认知衰弱的特点是认知储备减少，它不同于正常脑老化，可能是神经退行性变化的先兆，目前认知衰弱已经成为健康老龄化及痴呆症二级预防的新靶点。因此，面临老龄化社会的到来，有效且合理地预防认知衰弱是十分必要的。我们可以从以下几方面入手，尽量避免认知衰弱的发生。

1. 营养均衡，科学进食

合理的饮食结构及足够营养物质的摄入能够有效维持机体所需的能量，对老年人的身体机能和认知功能有着积极的促进作用。在日常饮食中，需要合理的营养搭配，应以蔬菜、豆类、鱼类、水果和谷物为主，并摄入适量的奶制品、肉类，以保证营养均衡，能量适当，这样才能既保证机体需求，又不致营养过剩引起代谢异常而加剧认知损害。

2. 适度运动，定期锻炼

运动是老年认知衰弱患者的保护因素，可以改善老年人的身体素质和认知功能。但是对于老年人而言，制订合理的运动方案是十分必要的，不能一味追求高强度的运动而增加心肺负担。研究表明，有氧运动、抗阻训练、平衡训练相结合是十分适合老年人的，如慢跑、散步、打太极拳等户外运动，既能增强身体力量，又有利于改善认知功能，还能够与大自然接触，保持身心愉悦。老年人可以根据自己的身体状况选择合适的锻炼方式，每周参加 3 次持续时间大于 30 分钟的中等强度的体育锻炼，保持机体年轻态。

3. 积极思考，保持社交

坚持用脑能保持大脑神经细胞的活力，因此，积极思考有助于激发大脑功能的正常运转，有利于老年人预防认知衰弱。老年人可以学习一些自己喜爱的、具有创造性的事情并完成，比如一些阅读类、棋牌类、手工类的活动，手脑并用，不断进行思维训练，保持大脑的活力，但同时也要注意不能久坐。另外，参与社交活动、积极与他人交流也是一种保持大脑活力的办法，在与他人沟通交流的过程中会不断主动思考，既能保持思维的活跃性，又能缓解老年孤独感，一举两得。

4. 慢病管理，合理用药

某些老年慢性疾病，如高血压、糖尿病、高脂血症等，如果没有得到妥善的控制，可能会增加认知衰弱的风险。因此，需要积极干预老年慢性疾病，定期监测血压、血糖、血脂等，避免老年人认知功能受损。此外，某些老年人长期服用镇静催眠类药物，也是认知衰弱的风险之一，所以老年人应合理用药，切记不要擅自用药。

认知衰弱强调生理衰弱与认知损害同时存在，具有潜在可逆性，因此，要做到未病先防，以健康的生活方式来面对机体的衰老进程，预防认知衰弱的发生，从而实现健康老龄化。

五、如何进行认知训练？

大脑的记忆功能就像一块肌肉，如果你训练它，就能让它不断增强。研究表明，一个人受教育的时间越长，患痴呆症的风险就越低，这似乎是因为花更多时间学习的人往往会发展出更强大的神经细胞网络。这些网络可以更好地处理因大脑紊乱而发生的细胞损伤，而这些损伤可能导致失智。随着时间的推移，继续学习和实践所学知识将会使大脑功能得到不断的加强，尽可能推动自己积极学习，从而可能增强认知能力，即使患有阿尔茨海默病，其症状也可能会在晚些时候才显示出来，或者根本不会出现。

早期对老年人进行认知训练，对延缓认知衰弱的发生、发展起着至关重要的作用。那么如何进行认知训练呢？可供选择的方法有很多，其中不少方法都需要不断练习并强调细节。如果想同时提高灵巧度（尤其是熟练的动手能力）和记忆力，可以学习一种新的乐器；如果想提高记忆力或文字技能，可以做填字游戏，也可以练习提高记忆力的游戏或其他活动。认知训练的实施一般建议每周 5 ～ 6 次，每次约 1 小时，时间和强度遵循个体化原则。常见的训练方法有：

1. 记忆力训练

①远期记忆的维持：陪患者一起看老照片、回忆往事，鼓励其讲述自己的故事等。②提高其逻辑推理能力：引导患者将图片、词组或者实物进行归类和回忆。③提高瞬间记忆能力：记数字、询问日期、重述电

话号码以及回忆之前出示的钢笔、眼镜、钥匙等物品名称。④训练其延迟记忆能力：通过出示数种日常用品如钢笔、眼镜、钥匙等，5分钟后让患者回忆之前所出示的物品名称；也可引导患者记忆一段信息，一定间隔时间后让其复述信息，如此反复进行并逐渐延长间隔时间。

2. 定向力训练

建议将定向力训练融入日常生活中，选择患者有感情的、感兴趣的时间、地点、人物等常识性记忆进行训练和强化，如家庭住址、子女住址与年龄等。

3. 语言交流能力训练

以患者能够接受的方式进行交谈和互动，帮助维持其语言交流能力，要注重鼓励与表扬患者，遵循从易到难的原则，可以利用图卡命名和看图说话等方式锻炼其表达能力；可以通过抄写、听写、看图写字、写日记等锻炼患者书写能力；也可以通过朗读和歌唱激活其大脑相应功能。

4. 视空间与执行能力训练

结合生活技能相关的内容进行针对性训练，如穿衣、如厕、洗浴、识别钱币、接打电话、开关电视等，也可以练习更复杂的项目，如使用洗衣机、银行取钱等。如果患者在训练中出现错误，应该用鼓励的方式正确示教，避免责备。

5. 计算能力训练

根据患者病情选择训练的难易程度，循序渐进，以简单算术运算为佳。

六、什么是痴呆的四级预防？

痴呆的发生与多种因素有关，其中既包括年龄、性别、遗传等不可控因素，又包括生活方式等可控因素，痴呆的四级预防策略是有效且重要的。

一级预防是在痴呆未发生时针对危险因素采取的措施，也是预防痴呆的根本措施。WHO 提出的人类健康四大基石“合理膳食、适量运动、戒烟限酒、心理平衡”是一级预防的基本原则。包括：①合理膳食。限制总能量及脂肪摄入；多吃水果、蔬菜，适量补充维生素 B_{12} 及叶酸；多食用全谷类食物、蔬菜及鱼类。②适量运动。缺乏体育锻炼是痴呆的重要危险因素之一，经常打太极拳、散步、玩手部健身球可以有效预防痴呆。此外，脑功能锻炼可显著增加脑血流量，也是预防痴呆的重要措施之一。③戒烟限酒。吸烟是认知功能降低的危险因素，大量饮酒可导致脑损伤，加重痴呆发病的危险，故老年人应戒烟限酒。④心理平衡。正常心理和生理活动应高度协调，注意保持积极乐观的情绪，维持良好的人际关系，多接受外来的有益刺激，以延缓脑功能减退。

二级预防即临床前预防，又称“三早”预防，即早发现、早诊断、早治疗。一旦发现认知衰弱，应早期干预，阻止病程进展，或延缓其发展。痴呆“三早”预防的根本办法是做好宣传和提高医务人员的诊断、治疗水平。通过普查、筛检、定期健康检查及群众的自我监护，对已出现轻度认知损害的对象（包括记忆及智力减退的对象）进行早发现、早诊断、早治疗，降低轻度认知损害向阿尔茨海默病的转化率。对痴呆患者进行筛查，比较敏感的工具是简易智力状态检查量表（MMSE），除检查 MMSE 中的项目外，还要进行记忆力、言语、定向力、注意力及行为方面的测定。

三级预防又称临床预防，可以防止伤残和促进功能恢复，提高患者生存质量，延长寿命和降低病死率，主要包括对症治疗和康复治疗措施。对症治疗可以改善症状，减少疾病的不良反应，预防并发症和伤残等。对症治疗措施包括联合用药、智力训练、生活实践、怀旧干预、作业疗法、运动疗法等。对已出现认知损害的老年人，应促进其身心方面早日康复，使其恢复生活自理能力。康复治疗包括功能康复、心理康复、社会康复和职业康复。康复治疗措施包括日常生活能力的训练、认知功能的训练、心理治疗、体力活动训练、文娱活动训练、社交活动训练等。

四级预防是当代预防医学在三级预防的基础上提出的初始级预防或称“零级预防”，它是从广义健康的角度出发，在宏观政策、环境、社会经济水平等方面，围绕从出生开始的人生发展的整个时期，针对可能危害（或不利于）人类健康的各种因素开展预防。如通过制定促进健康的政策法律和促进社会健康的措施，进行早期预防；办好老年活动中心，给老年人提供一个便于娱乐的稳定场所；激励老年人积极投入社会，给退休的老年人提供工作机会等。

七、哪类饮食有益于认知健康？

医学研究发现，健康均衡的饮食很可能降低大脑退化及记忆力减退的风险。2019 年 5 月 14 日，WHO 发布了降低认知衰退和痴呆症风险新指南，其建议应从健康生活方式开始预防痴呆症，强烈推荐健康、均衡的饮食，包括水果、蔬菜、坚果、豆类、谷类，适量的鱼类、肉类、禽类和奶制品，食用油以菜籽油和橄榄油为主。

1. 水果、蔬菜、五谷杂粮

五谷杂粮包括小麦、大麦、燕麦、大米、稞麦、玉米等。水果、蔬菜、五谷杂粮主要提供维生素、矿物质、膳食纤维，可以控制体重，促进健康。为了防止大量维生素、矿物质、膳食纤维被破坏，加工烹饪的时候应尽量简化。

2. 橄榄油

橄榄油含有最高比例的单不饱和脂肪酸，并且橄榄油里的维生素 E 和多酚类是天然的抗氧化剂，能抑制自由基的产生。

3. 坚果及豆类

坚果及豆类是脂肪、蛋白质和膳食纤维的重要来源，其中的不饱和脂肪酸还有助于降低痴呆的发生风险。大豆蛋白可以抑制甘油三酯和低密度脂蛋白代谢时肝酶的产生，从而可有效降低血脂及与血脂代谢相关疾病的患病风险。

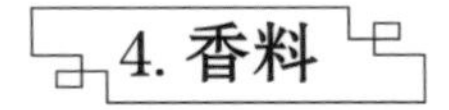

4. 香料

香料的运用可以改善食物的色、香、味，同时减少烹饪中油和盐的使用量，使菜肴变得更健康。同时，香料本身也富含广谱抗氧化剂。

5. 奶制品

每日可适当吃些酸奶或奶酪，酸奶或奶酪中的钙能促进骨骼健康。低脂、脱脂的奶制品可降低该类食品中原有脂肪带来的副作用。

6. 鱼肉

鱼肉可以给食用者提供大量健康的蛋白质。金枪鱼、鲱鱼、沙丁鱼、三文鱼、鳊鱼富含对心脏有益的 Ω-3 脂肪酸，有助于降低血液黏稠度和血压，提高有益的高密度脂蛋白的水平。

八、老年期痴呆有哪些类型？

老年期痴呆是由于各种原因引起的严重认知功能障碍，常伴有明显的社会生活功能受损和不同程度的精神行为症状的一组综合征。其中记忆力下降是常见的表现，除此之外，认知异常、语言障碍、生活能力下降、行为精神障碍等都可能是老年期痴呆的表现形式。根据病因分类，老年期痴呆以阿尔茨海默病、血管性痴呆、路易体痴呆、额颞叶痴呆四大类为主，各自具有不同的病理特点与典型特征。

阿尔茨海默病是最常见的痴呆类型，占痴呆的60%～80%，是老年人失能和死亡的主要原因。阿尔茨海默病多由遗传和环境因素引起，通常发病较晚，具有四个典型特征：①主管人类活动的大脑皮质出现严重萎缩。②脑组织内β－淀粉样蛋白蓄积，形成“老年斑”。③神经元纤维缠结形成。④神经细胞出现大范围凋亡。阿尔茨海默病患者早期最易被识别的症状为渐进性记忆力减退，其次为定向力障碍，随着病情的进展，会出现情绪低落、语言不利、暴力倾向等相关症状，最后会发展为生活能力下降甚至无法自理的状态。阿尔茨海默病是目前全球所共同面临的重大临床疾病与社会问题，属于不可逆性的神经退行性病变，因此早发现、早诊断、早治疗尤为重要。

血管性痴呆（VD）是仅次于阿尔茨海默病的第二大痴呆类型，多由脑血管障碍引起大脑神经细胞受损所致。最常见的病因是脑梗死和脑出血，多见于具有高血压、糖尿病、高脂血症、肥胖、吸烟行为、心血管疾病等危险因素的人群。疾病表现包括记忆力下降、认知力异常、运动障碍、行为改变、情绪不稳、嗜睡等，对患者日常生活与工作等均产生负面影响。血管性痴呆最重要的特点是脑血管受损的部位不同，出现的症状亦各不相同。若损伤部位以右脑为主，则表现为左侧肢体运动障碍；若损伤部位为语言中枢，则表现为语言障碍，而其他能力相对无明显下降。相对来说，血管性痴呆是唯一可预防的痴呆，需要规范治疗基础疾病，积极控制血压、血糖，尽量避免脑血管疾病的发生。

路易体痴呆（DLB）亦是一种常见的痴呆类型，以脑神经细胞内部出现大量路易体为主要特征，以波动性认知障碍、幻视、帕金森综合征症状为主要表现。路易体痴呆的认知功能损害常表现为执行功能和视空间功能障碍，而事物记忆能力尚可，且具有波动性特点，常出现突发而又短暂的认知障碍，可持续几分钟、几小时或几天，之后又戏剧化般地恢复正常。此外，50%～80%的路易体痴呆患者在疾病早期就出现幻视，常在夜间出现，患者通常描述自己可以看见“屋子内走动的侏儒和宠物”等。路易体痴呆另一主要特点是具有类似帕金森样的症状，如慌张步态、静止性震颤、动作僵硬等。路易体痴呆的症状因人而异，有些患者也会出现睡眠障碍、自主神经功能紊乱和性格改变等表现。

额颞叶痴呆（FTD），顾名思义，是指脑部额叶及颞叶受损所致的痴呆类型。大脑的额叶和颞叶主管“人类的思维”，额叶主要与人类产生欲望、思考问题和情感变化相关，颞叶则与听力、味觉、判断力和记忆力的形成有关。因此额颞叶痴呆患者常表现为人格变化、言语障碍及行为异常，容易做出一些不顾他人感受的举动，甚至是违反社会规则的行为，如无视信号灯、暴力行为、偷窃行为等。

九、有哪些延缓认知衰弱的小游戏？

1. 活动手指

手是人类神经感觉最为敏感的部位，神经纤维也最集中。活动手指后脑循环会发生改变，手的动作会形成大脑新的兴奋点，有利于大脑理解、记忆和思考，从而增强脑功能，达到预防痴呆的作用。

常见的活动手指的方法有健脑手指操，它包括 4 个简单的手指动作，强度小，无场地要求，可随时随地练习。第一节：双手 5 个手指依次对应敲击；第二节：双手食指、中指、无名指、小拇指依次敲击该手的大拇指；第三节：双手 5 个手指交叉抱拳；第四节：双手 5 个手指依次握拳，再依次伸出（具体方法可扫描下方二维码查看）。

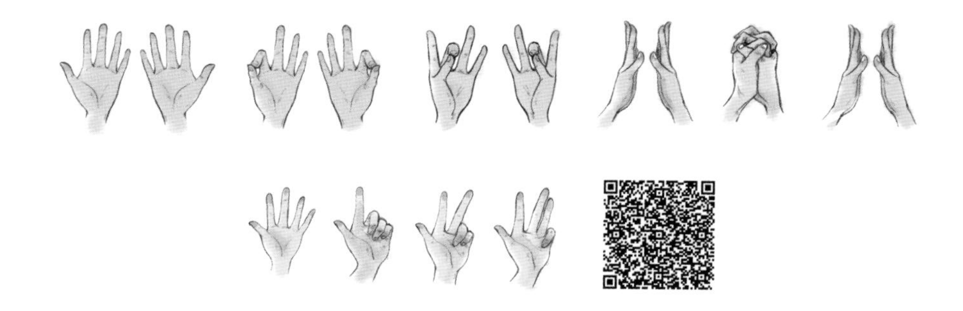

老年人还可以通过打算盘、练习杂耍球、练习书法、弹奏乐器等方式活动手指，给脑细胞直接的刺激，这对延缓脑细胞的衰老有很大帮助。

2. 彩虹字或反口令游戏

彩虹字游戏——请挑战者依次读出下列各字的颜色，请注意，是字的颜色，不是识字！

红 绿 蓝 黑 黄 绿 紫 白 橙 灰 粉 黄
红 蓝 黑 褐 棕 黑 黄 绿 紫 蓝 黑 褐
棕 黑 黄 绿 紫 白 橙 灰 粉 黄 灰

反口令游戏——一方说“起立”，另一方就要坐着不动，一方说“举左手”，另一方就要举右手，一方说“向前走”，另一方就要往后退，以此类推。

通过这种方式，可以提高大脑额叶、顶叶及与大脑执行能力相关神经网络连接的可塑性，从而锻炼大脑的执行功能。

3. 立方体临摹或转魔方

立方体临摹——面对立方体，在纸上做出立体的临摹。

转魔方——将魔方相同的颜色拼到一个面上。

以上方法可以训练视觉的空间感，增加大脑顶叶、枕叶、顶枕联合区及颞叶的连接和功能。

此外，其他可以刺激大脑思考的游戏项目，包括填字游戏和拼字游戏等字谜游戏，也包括国际象棋、麻将和桥牌等传统游戏，还包括绘画、搭积木、编手链、演奏乐器或学习语言等，均有助于延迟认知衰弱的发生或延缓认知衰弱的发展。

第五章

合理饮食 远离衰弱

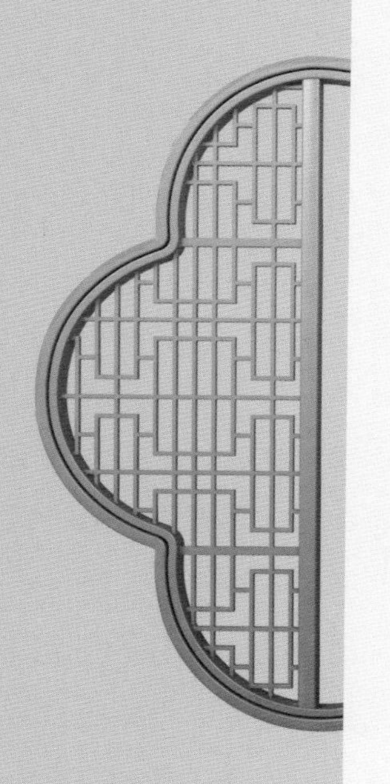

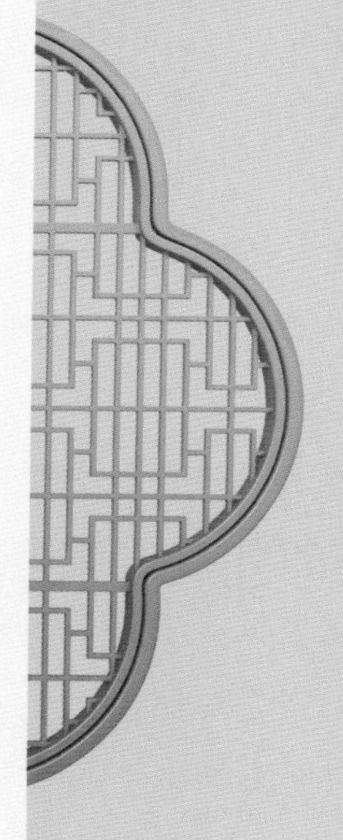

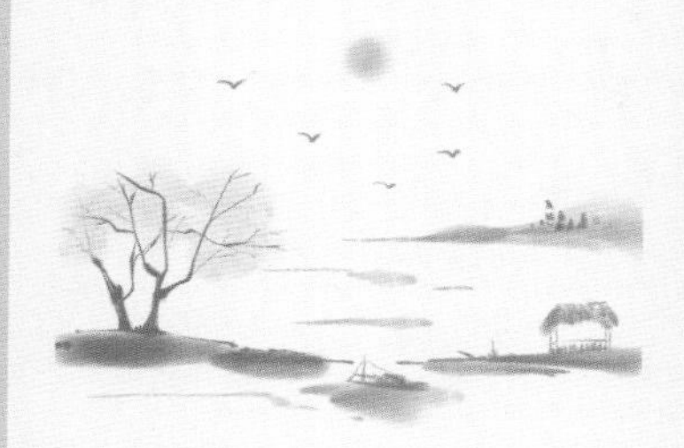

一、老年衰弱与营养不良

老年衰弱是一种多因素作用的老年综合征，营养不良被认为是其病理生理的关键因素。

人们可能会疑惑，在物质文明如此发达的现代社会，老年人为什么仍然存在营养不良的状况？事实上，老年人营养不良并不少见，有如下原因：①消化系统功能减退。老年人由于味觉、嗅觉减退，咀嚼、吞咽功能障碍，胃肠动力不足，消化液分泌减少等原因，导致食欲减退、消化吸收功能低下，使摄入的营养物质减少，进而引起营养不良。②饮食不当。很多老年人给自己设置了许多饮食禁忌，如少吃肉甚至不吃肉，甚至有的老年人只吃素，导致蛋白质营养素摄入量远远低于机体所需，最终导致营养不良。事实上，合理膳食在不同的年龄段有不一样的要求。当进入老龄阶段，合理膳食的关注点应包括如何预防衰弱。有学者提出，对于 75 岁以上患有糖尿病并经历营养不良风险的老年人来说，应将饮食治疗策略从防治肥胖 / 代谢综合征转变为预防虚弱。③疾病因素。某些消耗性疾病，如肿瘤、结核病等对患者机体营养成分消耗大；慢性肾脏病患者长期限制蛋白质摄入，也会发生营养不良；胃肠道疾病导致患者长期腹泻、吸收不良等。

营养状况与老年衰弱密切相关。肌少症是老年衰弱的重要表现，营养摄入不足会导致骨骼肌衰减，进而发展为老年衰弱。研究表明，营养不良的人身体虚弱的比例很高，这是因为营养不良会导致体重下降，进而导致衰弱。营养不良有可能影响 Fried 衰弱表型量表中的所有项目（体重下降、疲乏、体力活动不足、行走时间长以及握力弱）。除此之外，营养不良导致免疫功能低下，而使老年人反复遭受感染，也是机体快速进展到衰弱阶段的重要因素。

营养不良是衰弱管理中可控的危险因素，预防和治疗衰弱可考虑从改变饮食着手。

因此，本章会着重讲述如何从日常饮食入手防治老年衰弱。

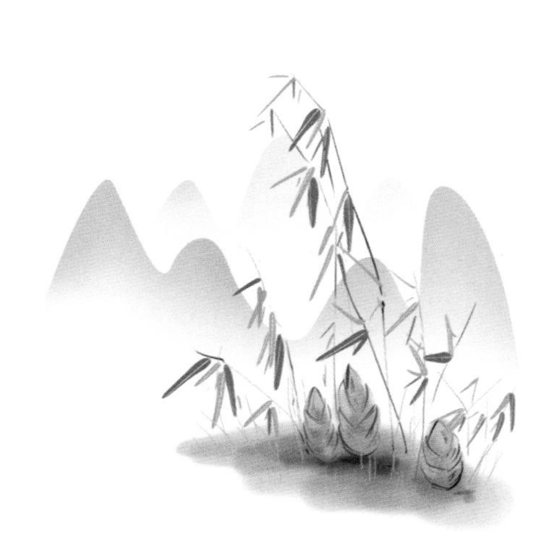

二、老年人蛋白质摄取“说明书”

营养补充是学术界公认的肌少症及老年衰弱干预的最基本方法。但是也有很多老年人即使按照医嘱补充营养素，最后仍然收效甚微。他们常常会抱怨：“我每天都吃蛋、奶、鱼、肉，但体重照样不增加。”那么，老年人应该怎样补充蛋白质呢？对于老年人来说，有必要深入了解蛋白质的补充方法。

1. 哪种营养素最为关键

如果把人体比作房屋，那么蛋白质则是构建房屋的砖块。决定骨骼肌肌量的主要成分是蛋白质，随着年龄增长，蛋白质分解代谢大于合成代谢，且在某些病理因素下，如高糖、胰岛素抵抗、低度炎症状态等，会进一步加速蛋白质分解代谢。因此，补充蛋白质对于维持肌量是必要的。老年人蛋白质的摄入应遵循量足、质优、维持氮平衡的原则。

2. 哪些蛋白质更适合老年人

蛋白质可以分为两类，一类是动物蛋白，如肉类、鱼虾类等，易吸收；另一类则是植物蛋白，其消化吸收率相对较低。老年人的消化系统功能减退，存在消化液分泌不足、消化道动力不足等问题，因而最好选用易消化吸收的蛋白质，如鸡蛋蛋白、牛奶、鱼肉、豆制品（肾功能不全者除外）。烹饪方式应避免煎炸，而采用蒸、煮、炖等，更有利于营养素消化吸收。

3. 每天补充多少蛋白质

根据《中国居民膳食指南（2022）》的建议，老年人每日蛋白质摄入量为 1.0~1.2 g/kg。已经明确诊断为老年衰弱或肌少症的患者，每日所需蛋白质的摄入量为 1.2 ~1.5 g/kg。需要注意的是，食物中的蛋白质含量有很大差异，因此，食物本身的重量并不等同于蛋白质的重量。例如，虽然牛奶中蛋白质含量丰富，但是牛奶中大部分都是水分。

常见食物蛋白质的含量如下：①肉类、鱼虾类的蛋白质含量为 15% ~20%。蛋白质主要存在于瘦肉部分，肥肉中仅含约 2% 的蛋白质。②蛋类的蛋白质含量为 10% ~14%。鸡蛋中的蛋白质吸收率、利用率均较高，且其氨基酸比例适合人体需要，有很高的营养价值。③牛奶中蛋白质的含量为 2.8% ~3.4%，虽说含量不高，但其吸收率较高。每日饮用 400 ml 牛奶，就可以为机体提供 14 g 左右的优质蛋白。鼓励老年人选择适宜自己身体状况的奶制品并坚持服用，推荐每日可摄入 300~400 ml 牛奶或蛋白质含量相当的奶制品。④大豆则是植物蛋白中的佼佼者，其蛋白质含量可达 40%，是谷类的 4 ~5 倍。大豆蛋白还是唯一含有人体所需的 9 种必需氨基酸且其含量能够满足人体需求的一种植物蛋白，属于优质蛋白。在《中国居民膳食指南（2022）》中，也明确建议 65 岁以上老年人群摄入大豆类制品。⑤谷类可提供 6% ~ 10% 的蛋白质。这里的谷类是指所有的粗粮，而不包括精制的米面类制品。

4. 分餐或顿服哪种效果更好

研究表明，分餐补充蛋白质比一次顿服具有更好的效果，更有利于蛋白质的消化、吸收，因此，最好将每日所需的蛋白质均衡地分配在三餐。此外，口服营养补充剂也可以在两餐之间多次补充。曾有老年人一次服用较大剂量的营养补充剂，导致胃胀不适，事与愿违，因而营养补充也存在欲速则不达的问题，需要根据个体接受度做调整。

5. 运动与营养补充的联系

若老年人摄入足量的蛋白质收效甚微，那么合成抵抗是潜在原因。合成抵抗指的是负责合成代谢的激素分泌减少，摄入的营养素不能有效参与机体蛋白质的组织构建。运动（尤其是抗阻运动）可有效促进骨骼肌蛋白质合成代谢。研究表明，运动后补充蛋白质可发挥其最大效用。

三、优质蛋白是什么？

很多老年人和医生交流的时候都会听到一句话，即“增加优质蛋白摄入”。营养专家提示，老年人每日优质蛋白的摄入量应达到蛋白质总摄入量的50%。复旦大学附属华山医院张文宏教授更是将蛋白质称为“抵抗病毒的关键食物”，并建议大家保证充足的蛋白质摄入。蛋白质种类繁多，那么什么样的蛋白质才是优质蛋白呢？

通常用美国食品药品监督管理局（FDA）推荐的指标，即蛋白质消化率校正氨基酸评分来评价蛋白质质量。其最高分为1.0，若某种蛋白质评分为1.0，则意味着它可提供完全满足人体所需的必需氨基酸。通常，动物蛋白所含的氨基酸组分和比例与人体所需氨基酸更接近，因而更容易被人体吸收、利用。中国营养学会全民营养周专家组对常见食物进行了蛋白质质量评价，选出了排在前十名的“优质蛋白十佳食物”。

1. 鸡蛋

鸡蛋一直有“全营养食品”的美称，其蛋白质含量在13%左右，且其蛋白质组成与人体所需蛋白质非常接近，因此它的利用率可高达98%，被称为“理想的营养库”。

2. 牛奶

因牛奶呈液态，其成分以水为主，蛋白质含量仅3%左右，但其必

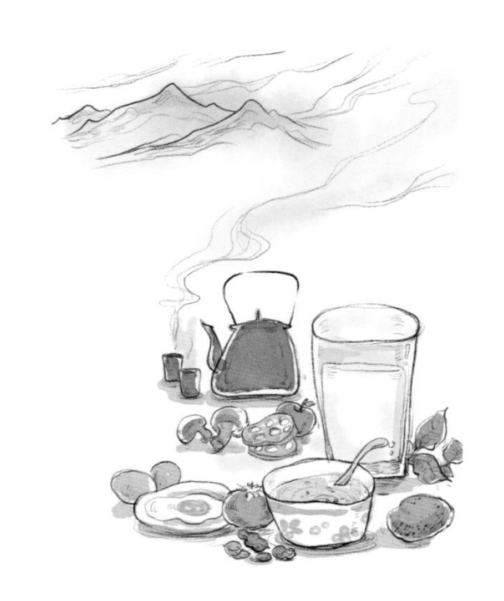

需氨基酸比例符合人体需要，仍属于优质蛋白。市场上牛奶的选择较广泛，建议选择自身可耐受的、添加成分较少的产品，并坚持长期饮用。

3. 鱼肉

鱼肉富含蛋白质、脂质、维生素等多种营养物质，尤其富含亮氨酸与赖氨酸。且其肌纤维较短，肉质柔软、细嫩，较畜禽类更易消化。鱼肉还富含不饱和脂肪酸，适量摄取可降低高脂血症及心血管疾病的发病风险。

4. 虾

虾是高蛋白质食物，其蛋白质含量为16%~23%，且其肉质松软，易吸收，脂肪含量较少且多为不饱和脂肪酸。

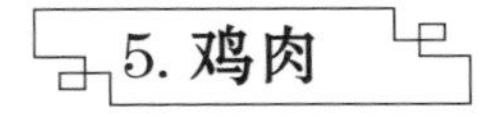

5. 鸡肉

鸡肉是餐桌上常见的食材，其蛋白质含量约20%，所含的氨基酸较易消化。同时脂肪含量低，且富含油酸、亚油酸等，还含有铜、铁、锌等矿物质及多种维生素。

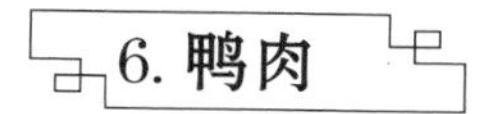

6. 鸭肉

鸭肉的营养价值与鸡肉类似，其蛋白质含量约为16%，且其味道鲜美。鸭肉还是含 B 族维生素和维生素 E 较多的肉类，同时钾含量也较高。

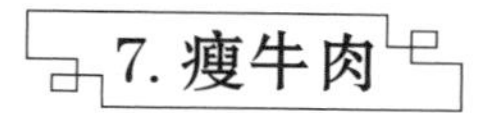

7. 瘦牛肉

瘦牛肉的氨基酸组成与人体所需氨基酸接近，且其吸收率较高。它的脂肪含量低于猪肉、羊肉，还富含多种矿物质及 B 族维生素。

8. 瘦羊肉

瘦羊肉的蛋白质含量为 20% 左右，其中所含的必需氨基酸与总氨基酸的比值在 40% 以上，铜、铁等矿物质的含量高于其他肉类。

9. 瘦猪肉

瘦猪肉的蛋白质含量约 20%，还含有微量的水溶性维生素，同时，瘦猪肉也是人体所需矿物质的重要来源。

10. 大豆

大豆是“优质蛋白十佳食物”中唯一上榜的植物蛋白，其蛋白质含量为 30%~40%，且其必需氨基酸组成比例与动物蛋白类似。此外，大豆还含有大豆异黄酮、大豆低聚糖等多种有益于健康的成分。

四、你的钙补对了吗？

钙在人体中的含量丰富，仅次于氧、碳、氢、氮，是骨骼发育和骨量维持必不可少的元素。随着年龄的增加，钙的吸收能力下降，骨矿物质不断丢失，骨密度逐渐下降，尤其是女性，骨质丢失更加严重，容易发生骨质疏松症和骨折，故老年人需要补充适量的钙剂。下面为大家介绍如何科学补钙。

1. 钙剂的选择

面对各种各样的钙剂，该如何选择呢？首先，市面上的钙剂主要分为以下 4 类：无机钙、有机钙、活性钙、新型钙。不同钙剂的区别见表 6。

表 6　不同钙剂的区别

分类	代表钙剂	含钙量	吸收率	优点	缺点
无机钙	碳酸钙	40%	39%	含钙量高，价格便宜	易引起便秘、腹胀
有机钙	葡萄糖酸钙	9%	27%	价格便宜，胃肠道刺激小	含钙量低，服用剂量较大
	柠檬酸钙	21%	30%		
活性钙	牡蛎碳酸钙	—	—	含钙量高	胃肠道刺激大，不建议服用
新型钙	天门冬氨酸螯合钙	12.2%	90%	吸收率高，对胃肠道无刺激	成本高

2. 钙的剂量

《中国居民膳食指南（2022）》中指出：老年人每日膳食钙的参考摄入量为 1 000 mg，我国居民每日膳食钙摄入量约 400 mg，故每日尚需额外补充钙约 600 mg，骨质疏松症患者可增加至 800 mg。

笔者的一位老年朋友曾长期服用钙剂，仍经常出现腿抽筋，反复询问后才得知其服用的是进口钙，因看不懂说明书，就每天只吃一片，经医生查看后才发现，其所服的钙剂每片含钙量仅 133 mg，远远起不到补钙作用。在选择钙剂的时候，一定要仔细看清每片钙剂的含钙量，要保证每天所服用钙剂中的总钙含量达标，这样才能达到补钙的效果。

3. 补钙的时间

由于机体的血钙浓度在晚上及凌晨偏低，故最合适的补钙时机是晚餐后半小时左右。

4. 含钙丰富的食物

含钙丰富的食物见表 7。

表 7　含钙丰富的食物

食物种类	常见食物
主食	燕麦、小麦、麦片、米、糯米、黑面包
奶类与奶制品	牛、羊奶及其奶粉、奶酪、酸奶、炼乳
豆类与豆制品	黄豆、扁豆、蚕豆、豆腐、豆腐干、豆腐皮、豆腐乳、豆浆等
海产品	海带、紫菜、海鱼、虾、田螺、牡蛎、鲍鱼、干贝等

续表

食物种类	常见食物
肉类与禽、蛋类	羊肉、猪脑、鸡肉、鸡蛋、鸭蛋、猪肉
蔬菜	芹菜、油菜、胡萝卜、空心菜、香菜、黑木耳、蘑菇、苋菜、韭菜
水果	柠檬、枇杷、山楂、葡萄、苹果、柿子、黑枣
干果	板栗、核桃、西瓜子、南瓜子、桑葚干、芝麻、花生、莲子等

5. 对补钙有影响的行为习惯

长期饮用浓茶会抑制机体对钙的吸收，长期饮用咖啡、碳酸饮料会加速机体内钙的流失。

6. 骨头汤补钙吗

据测定，一碗猪骨头汤中含钙量仅有 1.9 mg，如老年人每天所需钙量为 1 000 mg，则需要喝 400 碗左右骨头汤，可见靠骨头汤补钙是错误的。且骨头汤中含有较多的脂肪和嘌呤，会增加患痛风和高脂血症的风险。

7. 钙剂伴侣

补钙的同时，一定要补充活性维生素 D，以帮助钙质的吸收。此外，维生素 D 对骨骼肌的健康也大有裨益。

五、维生素 D 是否有助于防治老年衰弱？

补充维生素 D 有助于改善骨代谢从而防治老年骨质疏松症。那么，维生素 D 是否也有助于延缓老年衰弱呢？前面的章节已经提到，老年衰弱以肌少症为基本特征，而肌少症患者更易发生骨质疏松症。老年人群中常见肌少症与骨质疏松症并存，导致活动障碍综合征，增加老年人跌倒、骨折、卧床、失能的风险，严重影响老年人的生活质量和寿命。

事实上，维生素 D 除了调节钙磷代谢、参与骨代谢以外，还与骨骼肌健康密切相关。研究者通过回顾生物学、临床和流行病学证据，发现维生素 D 缺乏与老年人肌少症发生风险增加之间存在关联。维生素 D 水平较低的老年人，其发生肌少症的风险是正常维生素 D 水平者的 5 倍。对 29 项关于补充维生素 D 对肌肉力量影响的研究进行系统综述，结果提示，补充维生素 D 可以显著增加肌肉力量。

维生素 D 的来源主要有日光照射皮肤合成、膳食、维生素 D 补充剂三种。正常机体维生素 D 的来源主要为日光照射皮肤合成，大多数食物中不含或仅含少量维生素 D。严格来讲，维生素 D 分为普通维生素 D 和活性维生素 D。普通维生素包括维生素 D_2 和维生素 D_3，其中维生素 D_2 主要来源于植物，维生素 D_3 除来自某些动物性食物外，主要是皮肤接受阳光照射合成的。以上两者均需肝脏、肾脏代谢活化成 1，25- 二羟维生素 D_3［1，25-（OH）$_2D_3$］才有生物学活性。

老年人外出活动减少、日光照射时间缩短、皮肤合成能力下降、食物摄入不足及肝肾合成活性维生素 D 的能力下降等，都会导致维生素 D

缺乏。据调查发现，在全球范围有 50%~80% 的人存在维生素 D 的缺乏或不足。

那么，怎么维持人体所需的维生素 D 水平呢？建议老年人外出时暴露双手和手臂数分钟，每周至少进行三次户外日晒，但应选择在紫外线指数低时外出，以减少紫外线对皮肤的伤害。食用富含维生素 D 的食物也是一种维生素 D 的补充方式，如增加海鱼、蛋黄和动物肝脏等食物的摄入。常见动物性食物中维生素 D_3 含量见表 8。

表 8　常见动物性食物中维生素 D_3 含量

单位：U/100 g

食物	含量
黄油	35
蛋类	28
鳕鱼	85
沙丁鱼	1 500
牛肉	13
牛奶	0.3 ~ 4.0

除了增加日光照射和饮食调节之外，还可以补充维生素 D 制剂。《肌肉衰减综合征营养与运动干预中国专家共识》中建议老年人维生素 D 的补充剂量为 15~20 μg/d（600~800 U/d）。常见的活性维生素 D 制剂有骨化三醇、α－骨化醇。二者的区别在于：α－骨化醇无须肾脏代谢活化，经肝脏 25- 羟化酶活化后即有生物学活性；骨化三醇不需经过肝脏和肾脏羟化酶羟化，有完全生物学活性。需要注意，补充维生素 D 制剂时维生素 D 不可过量，因过量有中毒风险，轻则出现恶心、呕吐，重则导致肾功能损害、心律失常等，故长期服用维生素 D 的患者，应定期监测血钙、血清 1，25-（OH）$_2D_3$ 水平。活性维生素 D 制剂的补充须遵医嘱，以保证用药安全。

合理补充维生素 D 不仅能防治骨质疏松症，也能增强肌力和平衡能力，改善肌肉功能，减少跌倒和骨质疏松性骨折的发生率，因此是防止老年衰弱发生的有效举措之一。

六、牙口不好的老年人如何增加营养素摄入？

对于老年人来说，摄入充足的蛋白质是预防老年衰弱的良好措施。然而在步入老年阶段后，各种生理功能会出现不同程度的减退，很多老年人面临着牙齿松动、牙齿缺失等口腔问题。这类身体改变无一不影响老年人的咀嚼功能，从而导致蛋白质等营养素摄入不足，易造成营养不良，诱发一系列的健康隐患。那么，对于牙口不好的老年人来说，应当如何补充营养素呢？

如何补充蛋白质呢？营养丰富而易咀嚼的食物是首选，质地过硬或黏性太强的食物均不利于咀嚼、吞咽，应避免食用。对于牙齿缺失的老年人而言，在选择食物时可优先选取不需要过多咀嚼的食物作为蛋白质来源，例如酸奶、蛋羹等。在挑选肉类时，应首选纤维短、柔软且易咀嚼的鱼肉、鸡肉类，猪肉、牛肉等则应炖煮软烂之后食用。

在处理食材时，不宜选择大块的肉，而应将食材切小、切碎，例如，可将肉类切成肉丝、肉末。在烹饪鱼类时应将刺剔去。在烹饪方式的选择上，多采用炖、煮、焖、蒸等方式，同时可以将五谷提前浸泡并尽量延长蒸煮时间，让食物更加软烂，减少咀嚼的次数，便于老年人食用。杂粮、大豆等需要咀嚼的食物，可以打成粉食用，或者使用豆浆机等打成豆浆、米糊来吃。

维生素的摄入也不可忽视，可以在食材中加入新鲜蔬菜、水果。咀嚼功能减弱的老年人进食蔬菜、水果时存在障碍，除通过烹饪处理成易咀嚼的成品以外，还可以通过榨汁的方式使老年人摄入蔬菜、水果中的维生素。需要提醒的是，如果食物烹饪时间延长，难免会使维生素流失增加，可鼓励老年人服用适量的复合维生素，以弥补烹饪过程中的维生素流失量。在饮食方式上，尽量选择少食多餐，以保证足够的营养。

由于自身钙流失严重、对钙的吸收减退等因素存在，老年人大多都存在不同程度的缺钙。老年人牙口不好，与缺钙有密不可分的关系。因此，为改善牙齿缺失老年人的营养状况，饮食调护是一方面，钙质补充也不容忽视。

对于牙齿缺失的老年人而言，尽早去口腔专科进行缺牙修复对改善老年人的咀嚼能力是十分必要的。此外，老年人饮食后应注意及时清洁口腔，保持口腔卫生，因良好的口腔环境有利于提升味觉敏感性，提高老年人的食欲。

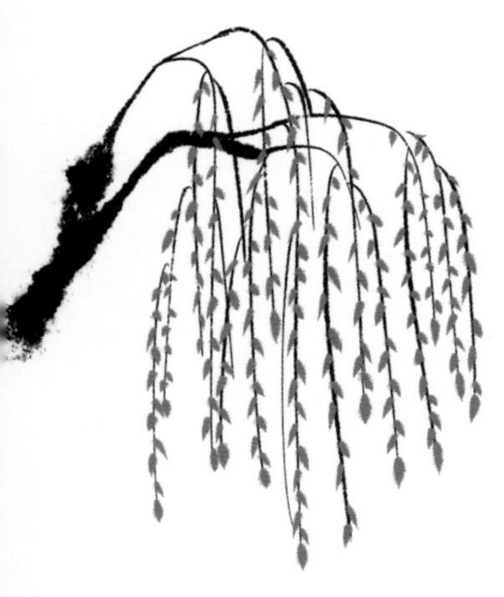

七、老年人纳谷不香怎么办？

老年人由于味觉退化、消化功能减退及能量需求量减少等原因，普遍存在食欲缺乏的问题。尤其是摄入高蛋白质食物时，某些老年人常常抱怨“不想吃肉”“吃了也不消化”“总觉得食物搁在胃里下不去”。蛋白质等人体所需的重要营养物质多经口摄入，如果食欲缺乏长期存在，使老年人营养摄入不足，会导致营养不良、衰弱、免疫力低下等，增加患病风险。如果发现老年人食欲缺乏、纳食减少，应重视起来。下面就为大家分享一些提升食欲的小妙招。

“纳谷不香”与“功能性消化不良”有一定联系，后者主要表现为餐后饱胀、早饱感、上腹痛、上腹部烧灼感，以及嗳气、反酸、恶心等症状。功能性消化不良患者如果行胃镜检查，并不能发现器质性病变。其病理机制有多种，而应对策略也相应地有所不同。①胃肠动力不足：胃肠道蠕动在研磨、混匀、推动食物中起到了重要作用，当胃肠动力不足时易发生胃排空延迟、持续饱胀感，这种情况使用促进胃肠动力的药物有帮助。②消化液分泌不足：随着年龄的增长，消化腺体逐渐萎缩、消化液分泌减少，而食物需要在消化液中各种酶的作用下才能高效地分解为容易吸收的物质，因而补充消化酶制剂有助于改善这种情况。③胃酸分泌过多：部分老年人胃酸分泌过多，出现反酸、胃灼热，甚至胃部烧灼感、隐痛等症状，使用抑制胃酸分泌的药物、胃黏膜保护剂或中和胃酸的药物可缓解这种情况。除此之外，近年来微生态制剂也备受推崇，《老年人衰弱预防中国专家共识（2022）》推荐使用微生态制剂调节肠道菌群，帮助修复胃肠道功能。

从中医学观点来看，“纳谷不香”也有几种情况。①脾气虚：运化水谷精微物质属于脾的功能范畴，年老时脾的运化功能减弱是纳谷不香的主要原因。因而，健脾益气是临床常用的治法，如进食山药粥等改善脾胃功能。②脾阳虚：部分患者由脾气虚进展为脾阳虚，表现为胃中虚冷，进食生冷食物后症状加重，甚至出现胃痛、胃胀、泄泻等症状。清朝名医叶天士在《临证指南医案》提到“太阴湿土、得阳始运”，足太阴脾经“喜刚燥”。因此，在健脾益气的基础上需要加入温运脾阳的中药，如炮姜等。灸中脘、神阙、气海、足三里、太白、脾俞等穴位也可取得良好的效果。③胃阴虚：这一类患者往往表现为口干，且舌干而少苔，甚至舌光红无苔。《临证指南医案》提及“阳明燥土，得阴自安”，此处“阳明”亦即“足阳明胃经”。因此这类人群尤其应忌食辛辣、煎炸、燥烈的食物，而应该选择柔润护胃的食物。煲汤、煲粥、炖银耳莲子羹等适合这一类人群。

除此之外，对于纳谷不香的老年人还可采取不同的烹饪方式，丰富食物的色泽、风味，也可使用一些香料、酱汁，并使用装饰物及一些色彩鲜艳的食物来装点餐食，增加餐食的吸引力。在用餐时播放轻快的音乐，使老年人心情愉悦，有助于增加进食量。鼓励老年人前往社区活动中心，共同挑选、制作、品尝、评价食物，还可加入当地长者食堂，参与聚餐活动，将进餐作为一种社交活动，以此提升老年人的食欲，增加进食量。

八、老年人饮水也有讲究？

众所周知，水是维持人体生命活动的重要物质。成年男性身体内所含水分约占体重的60%，女性身体内所含水分约占体重的50%。成年人每日摄入水量应为2 000~2 500 ml，人体通过饮水或摄入食物等方式获取水分，再经大小便、汗液等排出。正常状态下，水的摄入量与排出量大约相等，从而达到出入液量动态平衡状态。人体每天都需要饮水，以维持人体的水合状态，以利于各种生理活动的正常进行。

研究表明，如果水分摄入不足，则有可能发生诸多不良的情况，例如，认知功能衰退、身体活动能力减弱、泌尿系易发生感染或结石、大便秘结，还有可能导致因血液黏稠度增高所致的心血管事件风险增加。

饮水不足在老年人中是一个很常见的现象，究其原因有以下几种：①渴觉中枢不再敏感。人体在非常缺水的时候会通过口渴这一感受告诉人尽快补充水分，但是老年人感知功能减弱，渴觉中枢感受不再灵敏，因而即使机体处于缺水状态，渴觉中枢也不能及时发出“求救”信号。②自我限制饮水。某些老年人饮水后小便次数增多，给生活带来很多不便，尤其是频繁起夜影响睡眠，因而他们经常会自行控制饮水量，导致饮水不足。③吞咽功能障碍。各种原因导致的吞咽功能障碍，使老年人在饮水时出现饮水呛咳。这种情况下，老年人可能会因惧怕呛水而拒绝饮水。

关于老年人饮水的注意事项有以下几点：①适量饮水。《中国居民膳食指南（2022）》中明确指出，成年女性每日饮水量为1 500 ml，男性为1 700 ml。②饮用频次。每1~2小时可饮水一次，每次200 ml左右，

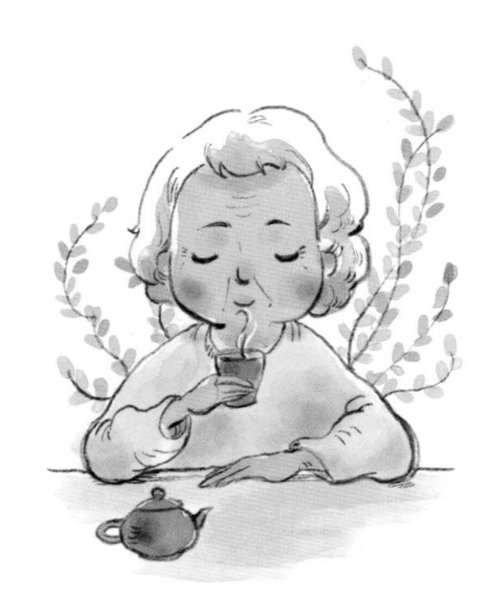

温度应适宜。③避免时段。避免睡前饮水，因睡前饮水可能会增加起夜次数而影响睡眠；避免餐前饮大量水，以免稀释消化液，影响消化功能。④饮水种类。白水或茶水是较好的选择，饮料不能取代水的摄入。某些老年人长期固定饮用纯净水或矿泉水，也可能有健康隐患。纯净水是以符合生活饮用水水质标准的水为原料，通过离子交换法、蒸馏法等适当的加工方法进行处理，不含任何添加物而可直接饮用的水。在过滤掉水中细菌杂质的同时还把对人体有益的矿物质及微量元素一同过滤掉，故长期饮用纯净水会造成矿物质及微量元素缺乏或免疫力下降。矿泉水主要是指未受污染的地下矿水，只能以物理方式消毒杀菌，不可加入氯或以其他方式处理水质，其中含有一定量的钙、钾、镁、钠、锶等元素，其微量元素吸收率能高达90%。因矿泉水富含较多的矿物质，故对于膀胱结石、肾结石的患者，不建议长期饮用。⑤特殊情况。如果老年人存在吞咽障碍导致的饮水呛咳，可以到医院就诊，由专业团队进行吞咽功能评估及后续的吞咽功能训练，以帮助老年人恢复正常的吞咽功能。

此外，如果老年人存在水肿、心力衰竭、肾衰竭等情况，需要在医生的指导下调整水的摄入量。

九、老年人如何进行营养筛查？

人们都熟知营养状况对于健康维护的重要性，但很多老年人并不清楚自己是否存在营养不良的状况。那么临床上主要有哪些营养筛查的方法呢？

临床上有多个常用的营养筛查量表，如营养不良筛查工具（MST）、微型营养评定简表（MNA-SF）、营养风险筛查 2002（NRS 2002）、营养不良通用筛查工具（MUST）等。此处介绍两种最为常用且简便易行的营养筛查量表 MNA-SF 和 NRS 2002。

1. 微型营养评定简表

MNA-SF 是专门用于老年患者（≥ 65 岁）营养筛查的方法，具有较高的敏感性及特异性。具体筛查内容及分值见表 9。

表 9　MNA-SF 筛查内容及分值

项目	筛查内容	分值
A	既往 3 个月内，是否因食欲下降、咀嚼或吞咽等消化问题导致食物摄入减少	0 分：食欲严重减退 1 分：食欲轻度减退 2 分：无食欲减退
B	最近 3 个月内体重是否减轻	0 分：体重减轻超过 3 kg 1 分：不知道 2 分：体重减轻 1~3 kg 3 分：无体重减轻

续表

项目	筛查内容	分值
C	活动情况如何	0 分：卧床或长期坐着 1 分：能离床或椅子，但不能出门 2 分：能独立外出
D	在过去 3 个月内是否受过心理创伤或罹患急性疾病	0 分：是 2 分：否
E	有无神经心理问题	0 分：严重痴呆或抑郁 1 分：轻度痴呆 2 分：无心理问题
F1	BMI 是多少	0 分：19 1 分：19~21 2 分：21~23 3 分：＞ 23
F2	小腿围是多少	0 分：＜ 31cm 3 分：≥ 31cm
合计		

MNA-SF 结果判定：①分值≥ 12 分，无营养不良风险。②分值≤ 11 分，可能存在营养不良，需要进一步进行营养状况评价。由于老年患者长期卧床而不易获得 BMI，可用小腿围代替。

2. 营养风险筛查 2002

NRS 2002 是营养风险筛查的首选工具，具有简单易行、无创、无医疗耗费、花费时间少、不需要过多培训的优点。但该量表有一定适用范围，《临床营养风险筛查》（WS/T 427-2013）规定：其适用对象为年龄 18 ~ 90 岁、住院过夜、入院次日 8 时前未进行急诊手术、神志清楚、愿意接受筛查的成年住院患者。NRS 2002 评分内容见表 10。

表 10　NRS 2002 评分内容

<table>
<tr><td>姓名</td><td>性别</td><td>年龄</td><td>身高</td><td>现体重</td><td>BMI</td></tr>
<tr><td colspan="4">疾病诊断</td><td colspan="2">科室</td></tr>
<tr><td colspan="2">住院日期</td><td colspan="2">手术日期</td><td colspan="2">测评日期</td></tr>
<tr><td colspan="6">NRS 2002 营养风险筛查：＿＿分</td></tr>
<tr><td>疾病
严重程度</td><td colspan="5">慢性疾病急性发作或有并发症者：COPD、血液透析、肝硬化、一般恶性肿瘤、糖尿病、髋骨骨折（1 分）；脑卒中、重度肺炎、血液恶性肿瘤、腹部大手术（2 分）；颅脑损伤、骨髓移植、急性生理学及慢性健康状况评分系统评分＞ 10 分（3 分）</td></tr>
<tr><td colspan="6">疾病严重程度评分：＿＿分</td></tr>
<tr><td>营养状态</td><td colspan="5">① BMI：小于 18.5（3 分）
注：因严重胸腹水、水肿得不到准确的 BMI 值时，无严重肝、肾功能异常者，用白蛋白替代营养状态：＿＿（g/L）（＜ 30 g/L 计 3 分）
②体重下降＞ 5% 是在：3 个月内（1 分）；2 个月内（2 分）；1 个月内（3 分）
③一周内进食量较从前减少：25% ~ 50%（1 分）；51% ~ 75%（2 分）；76% ~ 100%（3 分）</td></tr>
<tr><td colspan="6">营养状态评分：＿＿分</td></tr>
<tr><td>年龄</td><td colspan="5">年龄 ＞ 70 岁（ 1 分）；年龄＜ 70 岁（ 0 分）</td></tr>
<tr><td colspan="6">年龄评分：＿＿分</td></tr>
<tr><td colspan="6">对于表中没有明确列出诊断的疾病参考以下标准，依照调查者的理解进行评分：
1 分：慢性疾病患者因出现并发症而住院治疗；患者虚弱但不需卧床；蛋白质需要量略有增加，但可通过口服补充来弥补
2 分：患者需要卧床，如腹部大手术后；蛋白质需要量相应增加，但大多数人仍可以通过肠外或肠内营养支持得到恢复
3 分：患者在加强病房中靠机械通气支持；蛋白质需要量增加而且不能被肠外或肠内营养支持所弥补，但是通过肠外或肠内营养支持可使蛋白质分解和氮丢失明显减少
总分值≥ 3 分：患者处于营养风险状态，需要营养支持，结合临床，制订营养治疗计划
总分值＜ 3 分：每周复查营养风险筛查</td></tr>
</table>

疾病严重程度评分、营养状态评分和年龄评分三项相加所得的分值即为 NRS 2002 总评分。NRS 2002 总评分≥ 3 分表明患者有营养不良或有营养不良风险，应进行营养支持。NRS 2002 总评分＜ 3 分的患者，应每周重复一次营养风险筛查。

十、如何添加口服营养补充剂？

有一部分老年人自述“怎么吃也不长肉”，甚至每天坚持吃“蛋白粉”也仍然没有任何改善。这种情况下，除了对原发疾病的治疗外，可能还需要在医学指导下使用口服营养补充剂。那么，什么是口服营养补充剂呢？

口服营养补充，指的是当膳食提供的蛋白质等营养素在目标需求量的 50%～75% 时，应用肠内营养制剂或特殊医学用途配方食品进行口服补充的一种营养支持方法。肠内营养制剂或特殊医学用途配方食品即口服营养补充剂。

实际上，营养支持的方法分为了五个阶段，层层递进。第一阶段，合理膳食，同时进行营养教育；第二阶段，在合理膳食的基础上口服营养补充；第三阶段，全肠内营养；第四阶段，部分肠内营养联合部分肠外营养；第五阶段，全肠外营养。由此可见，口服营养补充是科学系统的营养管理中的一个重要环节，既往常常用于围手术期患者、肿瘤恶病质患者、慢性疾病营养不良患者及咀嚼或吞咽功能障碍患者，如今老年医学专家普遍推崇其用于老年衰弱与肌少症的防治。

《老年人衰弱预防中国专家共识（2022）》中建议，对于存在营养不良或营养不良风险的老年人，在饮食的基础上可添加口服营养补充剂，以改善营养状况。

添加口服营养补充剂的注意事项如下：①口服营养补充剂营养均衡、配伍科学，能够提供多种宏量及微量营养素，包括三大营养物质、各种矿物质和维生素。②口服营养补充剂有多种剂型，如液体、半固体或粉剂，可加入食物或饮品中服用，有利于维持胃肠道正常的生理功能。③推荐每日摄入的口服营养补充剂能补充400～600 kcal能量，保证营养需求。④口服营养补充剂分为全营养型和非全营养型，全营养型可用作长期营养支持的唯一来源。⑤口服营养补充剂宜餐间分次口服，小口啜饮（每小时50～100 ml），避免加重胃肠道负担而出现腹胀、厌食等症状。⑥为了增加口服营养补充剂使用的依从性，可采用从少到多、从稀到浓的方法循序渐进地增加口服营养补充剂的摄入。⑦并非所有膳食补充剂或营养饮料都可以被称为口服营养补充剂，因此有必要在医学指导下使用口服营养补充剂。⑧需要高能量、高膳食纤维的老年人推荐使用整蛋白纤维型肠内营养乳剂（total protein fiber，TPF），胃肠功能耐受性较差的老年人推荐使用整蛋白型肠内营养乳剂（total protein，TP），糖尿病患者宜使用糖尿病专用型TPF（TFP-D），肿瘤患者宜使用肿瘤专用型TPF（TPF-T）。

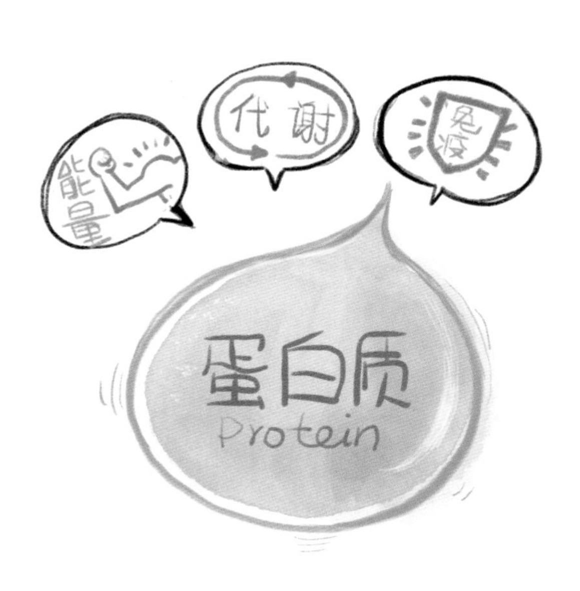

十一、远离膳食“炎症”

《黄帝内经》记载：“上古之人，其知道者，法于阴阳，和于术数，食饮有节，起居有常，不妄作劳，故能形与神俱，而尽终其天年，度百岁乃去。”食饮有节，不仅是避免暴饮暴食、避免不洁净的食物、避免饮食不规律，从近年老年科学研究的方向而言，食饮有节还有新的维度，即戒除一切可能引起炎症的食物。

低度炎症是衰老的标志，也是衰老相关损伤和疾病的主要驱动因素。炎症是机体对组织损伤或炎症刺激物的防御反应，然而，如果炎症持续时间较长，就会引发炎症因子的过量产生，导致慢性全身性炎症。尤其是无菌性、低级别慢性炎症，其随着年龄的增长而逐渐增强，被称为炎性衰老。炎性衰老与许多老年性疾病密切相关，包括心脑血管疾病、糖尿病、阿尔茨海默病和癌症等，此外，炎性衰老也是老年衰弱及肌少症的潜在病理基础。

不同食物的“炎症”属性有很大差异，一些食物具有“促炎”特性，而另一些食物具有“抗炎”特性。例如，高糖食物、精制谷物、红肉和加工肉类及油炸食品都被认为是促炎食物，它们可以提高炎症标志物的水平，如肿瘤坏死因子-α（TNF-α）、白细胞介素-6（IL-6）和C反应蛋白（CRP）。相反，鱼肉、水果、豆类、坚果、橄榄油、蔬菜和全谷物可以降低慢性炎症的发病率。

为了更加标准化地评估饮食对炎症的影响，2009年哥伦比亚南卡罗来纳州大学的学者首次提出并验证了膳食炎症指数（DII）。DII是根据

1950—2010 年 11 个国家发表的 1 943 篇文章制定的，报告了包括黄酮类化合物、食用香料、宏量营养素和微量营养素在内的 45 种膳食参数的炎症作用，并对每种参数进行了炎症作用评分。总 DII 评分与炎症标志物水平呈正相关，评分越高，食物致炎症潜力越大。

有多个临床研究证实了 DII 与老年慢性疾病的关系。例如，DII 与痴呆风险呈显著正相关，并存在剂量效应关联；DII 与颈动脉易损斑块风险呈显著正相关；DII 评分越高，饮食促炎性可能越高，致肥胖风险越高、心血管疾病风险越高、心血管疾病相关死亡率越高；饮食中促炎性食物增加，与癌症风险和癌症诊断后的死亡率之间呈正相关。

近年来，有多个研究证实了 DII 与老年衰弱、肌少症的联系。一项横断面研究使用了 1999—2002 年国家健康和营养检查调查（NHANES）的数据集，研究结果提示，较高的 DII 评分与较低的肌肉质量和肌肉力量有关，并且老年人合并低肌肉质量和低肌肉力量的可能性增加。这对健康老龄化具有重要意义。2023 年一项荟萃分析也证实了 DII 指数与肌少症的关系，且研究提示 DII 评分每增加 1 分，肌少症的风险增加 1.22 倍。

同样，一项研究调查美国老年人饮食炎症与前期虚弱和虚弱之间的关系，研究数据来自国家健康和营养检查调查（2007—2014 年），这是一项具有全国代表性的成年人横断面研究。根据 24 小时饮食回顾计算 DII 评分，DII 分为从 Q1（最不具炎症性）到 Q5（最具炎症性）的五分位。在校准了潜在的混杂因素后，DII Q5 的个体更有可能处于前期虚弱和虚弱状态。这项研究扩展了先前关于饮食炎症和虚弱之间关系的证据，在设计以营养为基础的虚弱干预措施时，考虑了饮食的炎症特性。

因而，避免“促炎”食物、增加“抗炎”食物也是预防老年衰弱、保障健康老龄的必要举措。

第六章

免疫衰老

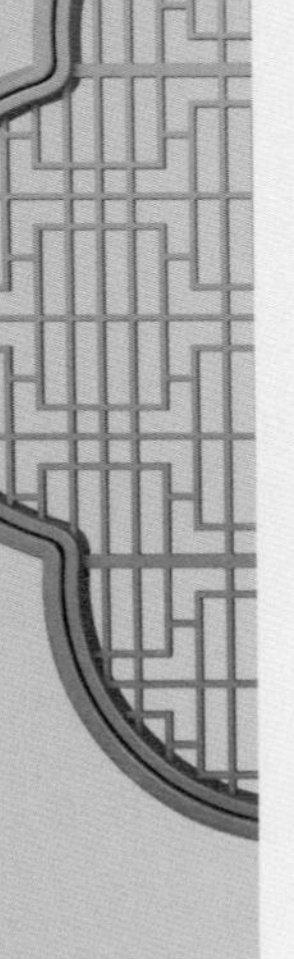

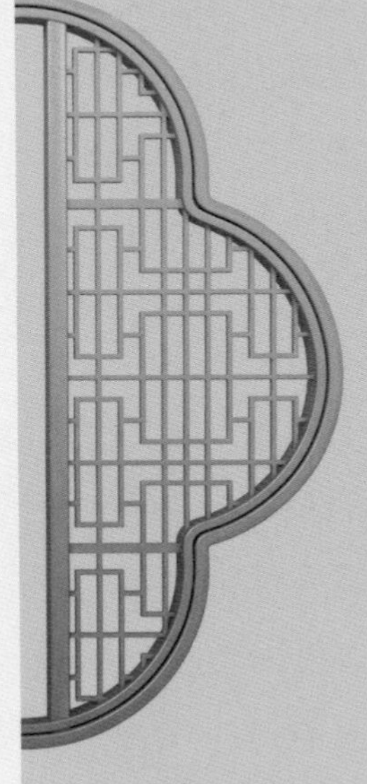

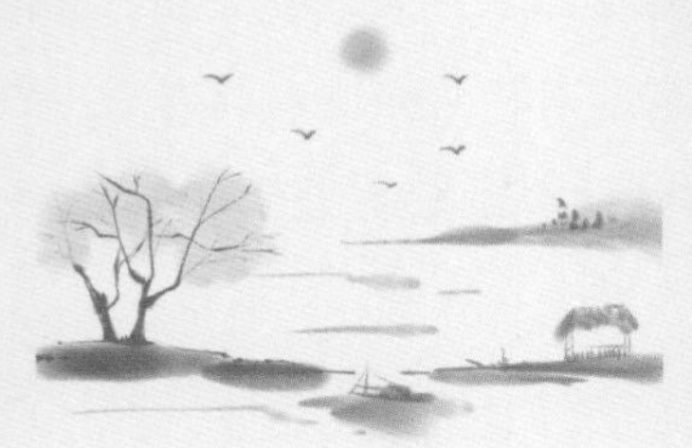

一、什么是免疫衰老？

你是不是经常会遇到以下的情形：最近怎么老感冒，稍微有点风吹就鼻塞、打喷嚏；皮肤动不动就过敏；口腔时不时就出现溃疡……这些情况反反复复，让人苦不堪言。每当出现这些问题的时候，你的朋友一定会说“你这是免疫力下降了”。这种现象在老年人群中很常见，而这些现象和“免疫衰老”有密切的关系。

免疫衰老涵盖各级免疫器官与各种免疫细胞的衰老，为衰老过程中最为重要的组成部分，临床表现为抗感染能力下降、疫苗反应降低、自身免疫性疾病风险增加、慢性炎症持续和癌症发病率升高等。

1. 免疫器官的衰老

免疫器官包括中枢免疫器官和外周免疫器官。

骨髓和胸腺是主要的中枢免疫器官。随着年龄的增长，骨髓内造血干细胞的数目不断增加，然而，骨髓输出的淋巴细胞数目明显减少。胸腺作为 T 细胞分化、成熟的场所，胸腺适龄性萎缩同样伴随着 T 细胞功能的减退。

脾脏和淋巴结是主要的外周免疫器官，是成熟淋巴细胞定居的场所，能对血液和组织中的抗原迅速做出反应。随着年龄的增长，脾脏组织萎缩，淋巴细胞数量相应减少。淋巴结的大小虽然不会随着衰老而萎缩，但其数量却会随着衰老而减少。

2. 免疫细胞的衰老

免疫细胞衰老主要体现在先天性的固有免疫细胞衰老和后天性的适应性免疫细胞衰老。

固有免疫是机体与生俱来的能够抵抗外来病原体的一种防御方式，由皮肤、黏膜及各种屏障构成，就像给身体穿上防护服一样，其作用范围广、起效快，但不具有特异性。固有免疫系统的功能衰减在免疫衰老的发生发展中至关重要，相当多的研究表明，固有免疫系统功能的改变从皮肤表皮层、胃肠道和呼吸道黏膜的屏障作用降低开始，局部免疫球蛋白的比值也随之降低。伴随着年龄的增长，人体固有的树突状细胞（DCs）、单核细胞、中性粒细胞和自然杀伤细胞等均会出现不同程度的功能障碍。

适应性免疫是一种由后天感染或疫苗接种而获得的免疫方式，其免疫过程主要与 B 细胞、T 细胞这两类细胞有关。这是人出生后才逐渐形成的防御屏障，能通过抗体消灭病原体并且牢记这些病原体的特征，做到有效的识别，也被称为特异性免疫。B 细胞在衰老过程中出现幼稚巨核细胞数量减少，其产生的抗体的抗原亲和力下降，导致对病原体和疫苗接种的反应下降。同时，衰老还导致 B 细胞耐受机制受损，从而引起自身免疫性疾病的发病率增加。T 细胞杀伤功能减退，为免疫衰老最重要的组成部分，主要表现为幼稚 T 细胞减少和记忆 T 细胞增多，通常被认为是衰老引起 T 细胞功能减退的主要原因。

人体各级免疫器官及免疫细胞共同构筑起守护人类健康的“长城”，但这道“长城”并非一直坚不可摧，因为随着年龄的增长，免疫器官不断萎缩老化，免疫细胞也会出现数量、活性和种类的不断消减。免疫衰老是不是只有在老年人群中才会出现呢？其实不然，长期精神压力大、持续高强度工作、生活及饮食不规律等因素也会加速免疫器官及免疫细胞的衰老，人体对抗细菌或病毒的能力就会下降，身体患病的风险就会增加，轻则出现精神差、疲劳或失眠等，重则出现各种感染，甚至肿瘤等严重疾病。

二、免疫衰老的危害

免疫系统是机体执行免疫应答和免疫功能的重要系统，充当着人体的安全卫士。正如“盛极而衰”的道理一样，世界万物发展到最辉煌的时候，必然会走向衰落。人的身体器官发展到一定程度之后，就会开始衰老和退变，器官衰老导致机体对很多疾病的易感性升高。人体出现的很多疾病，都和免疫系统失调有关。免疫衰老为衰老过程中最为重要的组成部分，它给人体带来的危害有抗感染能力下降、疫苗反应降低、自身免疫性疾病风险增加、慢性炎症持续和癌症发病率升高等。

1. 免疫衰老与感染

人体免疫失衡时，免疫系统对抗病毒、细菌的能力下降，容易罹患感染性疾病。当感染发生后，中性粒细胞最先到达感染和炎症的部位，检测到病原体后迅速释放氧化剂、蛋白酶和其他抗微生物分子，从而杀死病原体。相较于年轻人而言，老年患者的中性粒细胞迁移准确性随感染程度的加重而降低，即靶向抗感染能力会有所下降，高龄人群还可能存在吞噬反应不良、杀伤能力减弱等问题，这均与免疫衰老有关。反复感染是对衰老机体的一次次打击，会大幅缩短机体的预期寿命。

2. 免疫衰老与免疫应答

疫苗接种作为一种强有力的公共卫生干预措施，却在老年群体中收效甚微。免疫衰老使老年人群更易受到疾病的侵害，目前运用于临床的疫苗无法完全满足老年群体疾病防治的需要，这主要与免疫衰老削弱了老年人群疫苗接种后的免疫应答能力有关。与年轻人相比，老年人的免疫细胞摄取、递呈和加工抗原的能力降低，效应T细胞的功能下降，导致疫苗接种后免疫应答速度明显降低。因此，需要对老年人采取多种形式的免疫增强疗法。

3. 免疫衰老与炎性衰老

当免疫系统发生衰老时，机体对体内免疫稳态的调控能力逐渐减弱，使得机体长期处于炎症环境。慢性炎症的状态又加速机体衰老进程，引发、加重一系列健康问题，如血管损伤、代谢异常、认知衰退等。自然衰老进程中有一个显著特征是慢性促炎性反应随增龄进行性升高，研究者称此现象为炎性衰老。自然衰老、免疫衰老、慢性炎症状态皆同时贯穿于生命过程，炎性衰老与免疫衰老常常相伴而行，被称为“致命组合”。炎症稳态和免疫稳态都是机体的防御机能，对机体具有保护功能。当炎症稳态和免疫稳态失衡，即过度的炎症反应和病理性免疫反应都会破坏机体正常的生理功能，引起相关的疾病。

4. 免疫衰老与肿瘤

免疫系统不断监视和控制有缺陷或衰老、癌变的细胞，具有清除癌细胞和抑制癌细胞逃逸的作用。然而，免疫逃逸为肿瘤发生的重要特征。众多研究表明，在肿瘤的发生过程中，免疫功能的状态起到关键作用。随着科学技术的发展，已证实免疫衰老可导致免疫监视作用降低，受损和癌变的细胞逃脱免疫监视，使细胞无法得到及时的修复与清除，最终发展为肿瘤。

三、免疫衰老与老年衰弱的联系

老年衰弱是老年人以肌少症为基本特征的全身多系统（神经、代谢内分泌及免疫等）构成的稳态网体系受损的一种老年综合征，由此可见，免疫系统失衡也是老年衰弱发生、发展的重要一环。近年来甚至有研究者认为免疫衰老是防治老年衰弱的潜在治疗靶点。

免疫衰老的特点包括：抗原递呈细胞和幼稚 T 细胞受损，骨髓中有髓系分化的倾向，Ⅰ型干扰素（IFN- Ⅰ）应答改变，CD8+T 细胞的细胞毒功能下降，许多先天免疫细胞类型的吞噬功能下降，幼稚 T 细胞和 B 细胞库受限，高活性抗体产生受损等。对于老年人来说，免疫衰老增加了感染性疾病发生的风险，甚至使感染性疾病迁延不愈，极大地损害了老年人的健康寿命与生活质量。

免疫衰老和炎性衰老常常相伴而行，二者被称为“致命组合”。急性炎症是一种短暂且有用的、由先天免疫细胞协调的过程，目的是消灭病原体和组织再生。炎性衰老是一种与急性炎症完全不同的慢性炎症状态，伴随着持续和未分解的炎症介质（细胞因子、趋化因子等）产生，可增加与年龄相关的发病率和死亡率的风险。

免疫衰老和炎性衰老是多种老年慢性疾病共有的机制。两者都与认知过程及神经退行性疾病有关。最常见的年龄相关性神经退行性疾病包括阿尔茨海默病和帕金森病。外周炎症介质，尤其是 C 反应蛋白（CRP），与老年人的认知障碍关系密切，血浆 CRP 水平升高可以预测未来 12 年的认知障碍。一项涉及 873 名非痴呆老年人（70～90 岁）的队列研究在排除年龄、性别、教育和肥胖等因素后发现，肿瘤坏死因子（TNF）、白细胞介素–1β（IL–1β）、白细胞介素–6（IL–6）、白细胞介素–10（IL–10）和白细胞介素–12（IL–12）的水平升高与较差的认知表现相关。代谢异常与免疫衰老也有密切的关系。2 型糖尿病患者免疫衰老的典型特征是 CD4+ 幼稚 T 细胞库的减少，伴随着记忆 CD4+T 细胞库和效应 CD4+ 和 CD8+T 细胞库的增加。效应 T 细胞数量的增加被认为是 IFN–γ 和 TNF 的主要生产者，增强了全身的促炎性反应状态。糖化血红蛋白水平升高与循环单核细胞和中性粒细胞的吞噬活性降低相关，而经二甲双胍治疗的患者可恢复这种活性。此外，老年衰弱患者体内呈现的慢性炎症状态常伴随特定炎症因子的高表达，如老年衰弱患者的 IL–6 水平显著增加，与多种衰弱表型的发生相关，包括肌少症、握力减弱和骨质疏松症等。

免疫衰老和炎性衰老共同为患，成为多种老年慢性疾病的核心病理机制，伴随而来的共病与多药联用也是老年衰弱发生与进展的重要诱因。因而，免疫衰老是老年衰弱的潜在病理机制，同时也是可能的干预靶点。

四、饮食重塑免疫

后天因素可以延缓免疫衰老，如运动及良好的饮食习惯。其中，饮食习惯极大影响免疫衰老及炎性衰老的进程。免疫能力直接受到营养的影响，缺乏多种维生素和矿物质、蛋白质能量营养不良、饱和脂肪酸摄入过多都会损害免疫反应。优化饮食策略有助于延缓免疫衰老及降低免疫衰老过程中机体适应不良的风险。

通过营养干预的方式改善免疫状况尤其适合于老年人，因为相较于医疗干预而言，营养干预投入的精力和成本更少；同时，营养干预可促进老年人更积极的生活方式，从而有助于老年人身心健康和积极面对老龄化；而且老年人更有可能出现营养不良，这进一步削弱了他们已经受损的免疫功能。因此，营养干预是既有助于老年人的免疫功能又经济有效的方法。

蛋白质补充是最为常见的营养支持方法，对增强免疫力具有不可忽视的作用。蛋白质缺乏会导致淋巴组织萎缩、成熟 T 细胞数量降低、T 细胞增殖反应性降低、辅助性淋巴细胞比例降低、巨噬细胞吞噬功能降低。理论上讲，蛋白质缺乏病的严重程度直接决定了免疫损害程度。其中，色氨酸是一种必需氨基酸，存在于许多以蛋白质为基础的食物中，包括鸡蛋、鱼、奶制品、豆类和肉类。

饮食干预还可以通过肠道菌群参与调控免疫功能与炎性水平来发挥作用。老年人肠道菌群紊乱与黏膜屏障受损引起的慢性炎症有关，这反过来又会影响各种代谢器官，如肝脏和脂肪组织，从而导致代谢性炎症。

据报道，饮食和运动可以改变肠道菌群的组成和多样性，因此可能为增强肠道和全身免疫功能提供实用的方法。介导肠道菌群改变对抗代谢性炎症的策略可能包括摄入富含膳食纤维的饮食和限制碳水化合物的饮食，以及进一步补充 n–3 多不饱和脂肪酸。益生菌是一种免疫营养素，对局部和全身免疫都有免疫调节作用。有研究发现，益生菌可以改变肠道菌群的数量，并可以增加健康人体黏膜和全身免疫的某些功能，例如，改变细胞因子的产生，增加自然杀伤细胞的细胞毒活性，提高分泌型免疫球蛋白 A（IgA）的水平，并增强对感染的抵抗力。另一方面，益生菌可发挥重要的抗炎“致耐受性”作用，可将感染对机体的负担降低至无损伤水平。一些研究已经证实，摄入益生菌可以提高一般人群胃肠道疾病恢复的速度，并增强对上呼吸道感染的抵抗力。益生菌可能通过调节肠道菌群、黏膜免疫系统、肺巨噬细胞和 T 细胞的功能，对预防这些个体出现免疫功能低下问题产生有益影响。

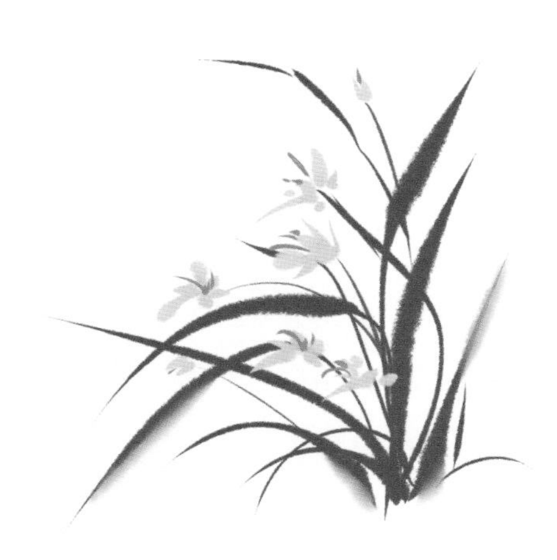

五、运动延缓免疫衰老

运动能否成为预防细菌和病毒感染及增强免疫系统功能的关键因素？事实证明，规律的体育锻炼确实有助于保持健康和预防疾病。这是因为运动有助于人体的整体健康，这可能源于运动对免疫系统的调控作用。

许多研究结果证明，参加运动对免疫衰老会产生积极影响。规律的运动锻炼会影响先天免疫及获得性免疫的衰老过程，从而降低感染和炎症的潜在风险。据 2019 年的一项研究回顾显示，中等强度的运动可以通过增加体内免疫细胞的循环来刺激细胞免疫，从而有助于身体尽早地检测及应对可能出现的感染。规律的运动可改善老年人自然杀伤细胞及中性粒细胞的功能。除此之外，来自横断面研究的各项数据表明，规律的身体活动能够逆转与年龄相关的淋巴细胞亚群的变化，并可部分减少与年龄相关的 T 细胞的功能衰退。

炎症是伴随免疫衰老的典型病理特征，目前人们普遍认为身体锻炼有助于改善炎症状态。流行病学研究表明，缺乏身体活动与全身低度炎症有关，而运动锻炼可降低血清中各种炎症细胞因子的浓度。

运动调节免疫潜力的另一种机制似乎源自骨骼肌本身。肌肉不仅是运动器官，还是内分泌器官。当肌肉周期性收缩和能量代谢增加时，会分泌各种具有抗炎潜力的肌细胞因子和肽。

在大多数形式的运动中，人体体温会升高，并会在完成锻炼后短时间内体温仍保持升高状态。运动时体温升高，机体免疫监视功能活跃，有利于尽早地发现衰老或突变细胞，增强对细菌或病毒的吞噬效果，帮助身体抵抗病原体的入侵，抑制其在体内繁殖和扩散，从而提高身体的抵抗力，减少疾病的发生。

但需要注意的是，锻炼的频率、持续时间和强度很重要。研究表明，在提高免疫力方面，中等强度的运动是最好的。一般来说，中等到高等强度运动 60 分钟左右增强免疫力的效果是最佳的。如果坚持规律的锻炼，免疫系统功能和新陈代谢会得以改善。另一方面，长时间的高强度训练——尤其是训练之间没有适当的休息——会抑制免疫系统功能。中等强度的运动可以减少炎症的发病率，而长时间的高强度运动实际上会增加炎症的发病率。

运动负荷的特点与中医的理论非常契合。《素问》曰：壮火之气衰，少火之气壮；壮火食气，气食少火。适当的运动有助于养“气”，而过度运动反而会消耗“气”。主司防御外邪的“卫气”也是“气”的一种，在过度运动的情况下，“卫气”被消耗，反而会降低人体抵御外邪的能力。中华传统健身术如太极拳、五禽戏、八段锦等，动作柔和、缓慢、轻灵，具有显著提升人体免疫力的作用。

六、中医“卫气”与免疫力的关系

“卫气”为中医名词，《素问》中明确指出：“卫者，水谷之悍气也。其气慓疾滑利，不能入于脉也。故循皮肤之中，分肉之间，熏于肓膜，散于胸腹。逆其气则病，从其气则愈。”卫气的生理功能在《黄帝内经》中有详细的论述，如《灵枢》曰“卫气者，所以温分肉、充皮肤、肥腠理、司开阖者也”“卫气和则分肉解利，皮肤调柔，腠理致密矣”；《素问》曰“阳者，卫外而为固也”“阳因而上，卫外者也”。

卫气主要有三方面的生理功能：①抗御外邪、护卫肌表。②调节体温、汗孔开阖（温分肉，司开阖）。③濡养皮肤腠理。卫气循行于肓膜、胸腹及各脏器之间，它能通过皮肤、肌腠等发挥其免疫屏障作用，外邪入侵时则会迅速与之抗争，同时还能及时清除内脏邪气。卫气的功能类似于免疫系统的防御功能。卫气和免疫力客观存在于人体中，二者均能在体内周而复始地流动，进而从整体层面调节机体免疫功能，避免疾病的发生。

国内学者总结，卫气和免疫系统均具有“潜隐性”“易激发性”及“趋病性”。中医上讲卫气对抗外邪分三个阶段，即感应邪气入侵阶段、向邪气侵入处聚集阶段、卫邪相搏阶段；免疫应答通常也包括感应病原体阶段、向病原体处聚集阶段、捕获病原体阶段，两者作用过程相似。但卫气功能和免疫系统功能过亢，会导致人体自身损伤。如《灵枢》中就提到“老人之不夜瞑者，何气使然……五脏之气相搏，其营气衰少而卫气内伐，故昼不精，夜不瞑”，若卫气过于亢奋，导致阳不入阴，则会引起失眠的症状。同样，当免疫系统功能亢进时，则会引起自身免疫系统疾病的发生。

基于上述卫气与免疫系统的密切联系，不难看出卫气理论在探讨各种内科疾病的病因病机、病情变化时的重要作用和地位。卫气在肿瘤学方面的作用和地位也不例外，尤其是有关黏膜免疫和细胞免疫的部分，原因在于，肿瘤往往是首先发生于黏膜上皮（或其他上皮）的，而机体的主要免疫应对机制是细胞免疫，尤其是致敏淋巴细胞的免疫，如细胞毒性 T 淋巴细胞（CTL）、自然杀伤细胞等。

中医认为“正气存内，邪不可干”，通过疏通经络，固护卫气，提高卫气防御效率，增强机体免疫力，即中医所说的卫气卫外能力，可有效抵御各种病原体的侵犯，亦是预防疾病的一条重要途径。随着年龄的增长，元气衰少，卫气亦不足，因此老年人抵御病邪入侵的能力低下。因而怎样增强卫气的防御能力是中医研究的焦点。

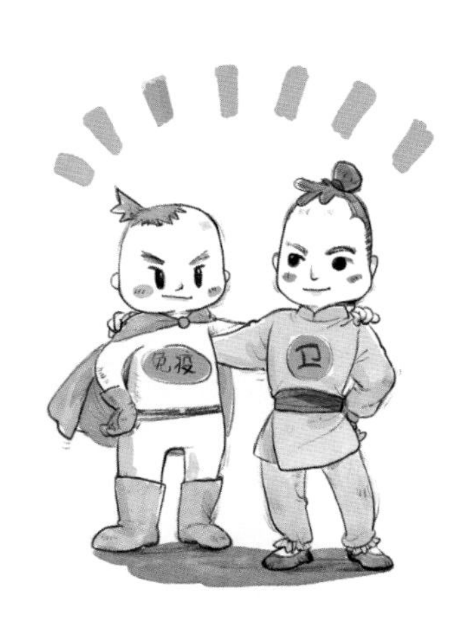

七、中医如何增强免疫力？

《黄帝内经》记载：“正气存内，邪不可干。”张景岳在《类经》里也说：“然必内有所伤，然后外邪得以入之。”在中医的传统观念里，很多疾病的源头在于“正气衰弱”，而给了“外邪”可乘之机。因而，预防疾病发生的关键就在于提升“正气”。确切地说，“正气”即具有防御作用的“卫气”。那么如何增强“卫气”的防御作用呢？传统中医有以下这些方法。

1. 顺应天时

《黄帝内经》说：“上古之人，其知道者，法于阴阳，和于术数，食饮有节，起居有常，不妄作劳，故能形与神俱，而尽终其天年，度百岁乃去。今时之人不然也……不知持满，不时御神，务快其心，逆于生乐，起居无节，故半百而衰也。”因此，顺应天地阴阳自然变化的规律生活是健康的前提。现代人因工作压力等经常熬夜，导致人体免疫力下降，所以保证充足且高质量的睡眠是增强抗病能力的前提。

2. 适度锻炼

运动是激发免疫力的可选方案，尤其是传统运动太极拳等，具有良好的激发免疫功能的作用。但古语云“壮火食气……少火生气”，运动适度也是很重要的，尤其是老年人，运动量不宜过大，否则会耗气而得不偿失。

3. 防寒保暖

老年人阳气衰弱，易受外邪侵袭，因而固护阳气、防寒保暖是非常重要的。除了着装适应气候以外，秋冬季节浴足也是很好的保健方法。很多老年人血脉不畅，气血不能达于四末而肢体冰凉，热水浴足，尤其是加入了温经通络的药物后，具有良好的温阳效果。此外，多接受阳光照射也是补养阳气的方法。

4. 益卫固表

益卫固表指的是补益卫气、增强卫外的功用，同时固护人体肌表。其中，有一首中医名方玉屏风散即是益卫固表的典范，该方包括黄芪、白术和防风三味药。黄芪补气，使得卫气的源头充盛；白术健脾化湿，脾气健运则气血化生；防风祛风，以祛除病邪于肌表微末。老年人经常出虚汗，即为卫表不固的征象，需要调理止汗以加强肌表防御功能。

5. 穴位疗法

人体有多个增强免疫力的保健穴位，通过艾灸、按摩等方法刺激经穴即可达到良好的效果。尤其是艾灸，主要靠对人体局部的温热刺激增强局部血液循环和淋巴循环而起作用，以调动、激发人体的潜能，激活免疫系统，从而提高人体免疫力。《扁鹊心书》中指出："人于无病时，常灸关元、气海、命关、中脘，更服保元丹、保命延寿丹，虽未得长生，亦可保百余年寿矣。"常用的穴位包括大椎、风池、迎香、中脘、足三里、气海、神阙、关元、命门等。

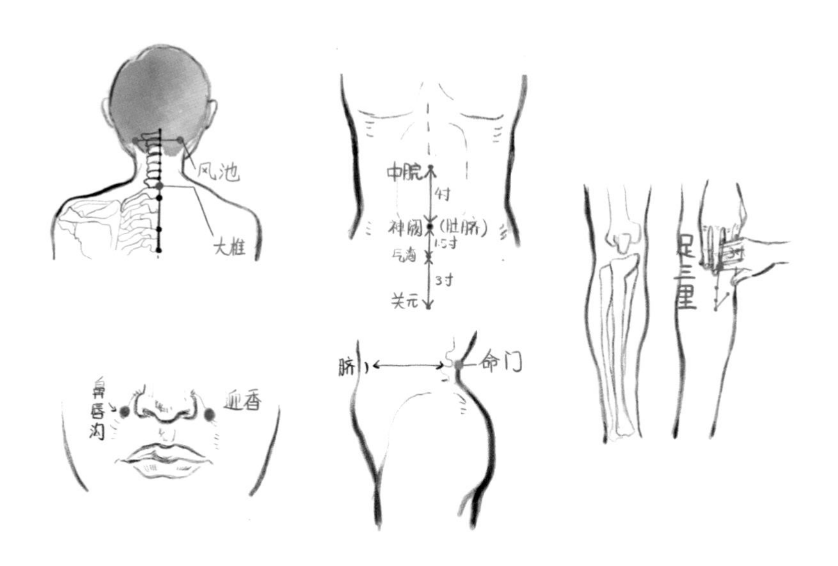

除此之外，切勿胡乱吃药。很多老年人只要一有风吹草动就自行给药，例如，一遇喉咙痛就吃消炎药、抗生素、清热解毒药，这是不健康的用药习惯。滥用药物、损伤阳气，反而会导致免疫力更低，形成恶性循环。

八、长新冠综合征“卫气”受损如何调理？

事实上，“正气存内，邪不可干”还有后半句话，即“邪之所凑，其气必虚”，也就是说，当病邪过于强盛时，即使有正气也不能阻挡病症的发生；同时，当病邪肆虐过后，必然会导致正气的虚损。新型冠状病毒感染在传统中医观念中，并非普通的呼吸道感染，而是“疫病”，因为它符合“疫病”的基本特征：短时间内大量人群同时发生临床表现相似的病症，且病情较普通感冒更重。正是因为新型冠状病毒感染属于“疫病”的范畴，正气无法抵挡而使人们皆相染疫，且在病后出现诸多正气不足甚至卫气不固的临床表现。

很多患者“阳康”过后仍然存在诸多身体不适，世界卫生组织将这种情况定义为长/后新冠综合征。长新冠综合征（long COVID-19 syndrome）指从新型冠状病毒感染后三个月，持续至少两个月且无法用其他诊断解释的症状，或者被称为后新冠综合征（post COVID-19 syndrome），常累及心血管系统、消化系统、神经系统和肌肉骨骼系统等。长新冠综合征最常见的症状为疲乏、劳累、消瘦、食少、怕冷、多汗、胸闷、气短等。那么，传统中医是如何认识新型冠状病毒感染后的诸多症状，以及生活中有哪些调理方法呢？

1. 疲乏与劳累

疲乏与劳累为新型冠状病毒感染后十分常见的症状，甚至某些患者感染一个月后仍然感觉疲乏，稍有体力劳动则感劳累。人体在新型冠状病毒的打击下，迅速进入衰弱状态。如果放任其发展，健康状况可能持续恶化，直至不可挽救，而恰当的干预方式有助于患者由衰弱状态转回健康状态。从中医的角度而言，疲乏是疾病耗伤“气”的过程。那么疾病之后如何恢复“气”呢？有的人“自学成才”，盲目购买“人参”进补。其实，“参”有“人参”“党参”“太子参”“沙参”等，每一种“参”补气的力量有差异，补气时应根据医嘱选择合适的补气食物，且补气还需注意兼夹证。

2. 消瘦与食少

很多患者感染新型冠状病毒以后出现脾气虚的表现：嗅觉、味觉减退，食欲缺乏，口淡无味等，伴有摄入饮食减少时则有营养不良的风险。甚至有患者在疾病的打击下体重迅速减轻。常言道，“脾为后天之本，气血生化之源”，因而疾病之后调复脾胃功能十分重要，是逆转衰弱状态的关键。脾胃气虚，有“四君子汤”之类补益脾气；若兼夹湿浊，则需化湿醒脾；若胃寒纳呆，则有“理中汤”之类温养脾阳。除此之外，在“寒湿疫”横行的冬季，尤其要避免“生冷”食物。

3. 恶风与汗症

很多感染新型冠状病毒后的患者常抱怨“病后总是觉得冷飕飕”“背心冷”“一点儿风都不能吹”；还有一些患者抱怨“汗特别多”“动一动就出汗”。这两个看似不相干的症状，其实从中医的角度来看有共同的病理机制——卫气不足。卫气是行于脉外的一种“气”，兼具有防御、温煦和固摄的作用。新型冠状病毒对人体主司防御外邪的卫气损害巨大，因而，疾病恢复期仍然表现出卫气不足的征象：防御功能不足则恶风，容易再次感冒；温煦功能不足则怕冷；固摄功能不足则虚汗多。在卫气不足的情况下，尤其要注意防寒保暖，可遵照医嘱使用增强卫气的处方，或是通过艾灸等修复人体免疫力。

九、骨骼肌也参与免疫

骨骼肌衰减是肌少症及老年衰弱的主要临床表现。然而，骨骼肌占体重的 40% ~ 50%，除支持和运动功能外，更重要的是作为内分泌器官发挥作用。骨骼肌可通过多种方式大量合成并分泌多种细胞因子，如肌生成抑制蛋白及其他促炎细胞因子，这些细胞因子除影响骨骼肌本身，也影响着免疫系统。

1. 骨骼肌是免疫系统的营养储存库

免疫系统细胞获得能量的来源有两方面：其一为糖代谢，其二为谷氨酰胺。骨骼肌是人体储存蛋白质的“银行”，是合成并储存谷氨酰胺的主要部位，同时参与葡萄糖代谢，帮助人体稳定血糖，从而为人体各级免疫器官、免疫细胞等提供足够的物质来源。当人体肌肉量过少时，蛋白质代谢会发生紊乱，会增加营养不良的风险，同时破坏免疫系统的稳定性，降低免疫系统的防御能力，增加老年人患流行性感冒、肺炎等的风险。

2. 骨骼肌系统对免疫系统的活化作用

缺乏运动和久坐等生活方式及年龄的增长可导致内脏脂肪的积累，伴随促炎细胞因子在脂肪组织浸润。骨骼肌组织则会形成低度炎症状态，产生大量促炎细胞因子，如白细胞介素 -1（IL-1）、IL-6、TNF-α、CRP 等；同时使血清抗炎因子减少，如 IL-10、IL-1 受体抑制剂（IL-1RA）等。以上促炎细胞因子影响各种代谢因子的合成，也影响着机体的免疫系统功能。研究发现，骨骼肌组织低度炎症状态会促进多种免疫相关疾病的发生和发展，而这些疾病的晚期特征表现为肌肉萎缩，严重时可导致恶病质综合征。

积极适当的运动刺激介导骨骼肌功能而增强免疫系统功能。骨骼肌系统在运动刺激后，会增加肌肉生长抑制素抑制剂的合成，从而降低肌肉生长抑制素的抑制作用，并产生单核细胞趋化蛋白（MCP）及白细胞介素 -8（IL-8）等细胞因子，这些细胞因子促进中性粒细胞的趋化性及完成一系列免疫反应；同时，会增加淋巴细胞和自然杀伤细胞的数量，进而提高机体免疫力，促进身体各项代谢恢复正常。

3. 免疫系统对骨骼肌的调控作用

免疫细胞所表达的细胞因子对骨骼肌组织也呈现出两种截然不同的效应。炎症细胞浸润及促炎细胞因子大量呈现于肌萎缩和慢性肌病变的骨骼肌组织中，一些免疫细胞因子对骨骼肌细胞具有正向的促进肌肉修复和再生作用；而免疫系统受损或免疫系统紊乱，则可显著干扰骨骼肌的生理功能，引发肌肉萎缩，使运动功能下降。

近年来，老年衰弱、肌少症成为研究热点。在现实生活中，衰弱的老年人表现为肌无力，跌倒、患病风险增加，丧失活动的独立性。肌少症的病理生理很复杂，而免疫衰老、慢性炎症状态及对感染的易感性增加被认为是肌少症的主要诱因。营养补充、适度运动、中医理疗、对症处方有助于维护骨骼肌健康，对提升免疫力、改善衰弱状态、延续健康老龄具有重要的现实意义。

十、是不是有“炎”就要“清热”？

生活中，很多人都会理所当然地认为口舌生疮、咽干咽痛、颜面痤疮等症状为炎症、上火的表现，因而盲目购买抗生素或清热解毒药服用。在一些情况下，这类药物确实也能改善上述症状，因而这类人群逐渐形成了反复使用清热解毒药的习惯。但是，长期盲目使用清热解毒药对人体有不小的损害，尤其是老年人群，部分患者会出现胃肠功能不良、形寒肢冷等症状。那是不是有“炎”就要“清热”呢？

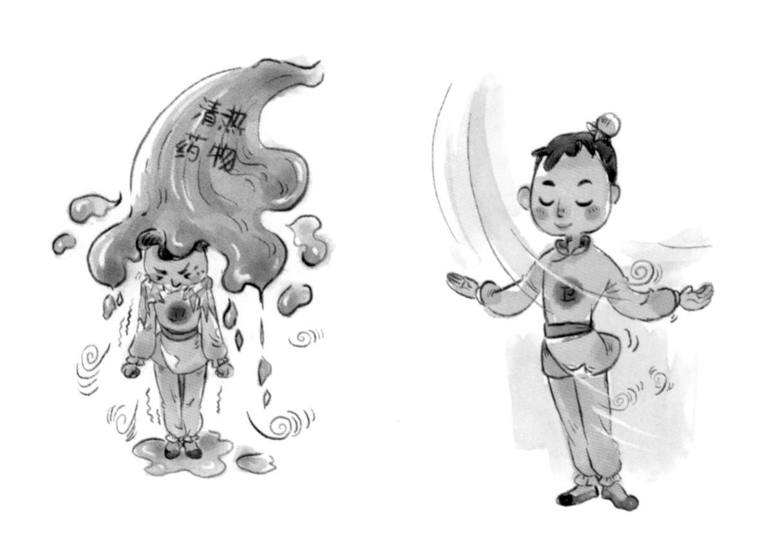

“清热”为中医名词，是中医治法之一，指清除实热或虚热的各种治法。实热证可表现为高热、口燥、咽干、便秘、尿黄、吐血，伴随舌红苔黄、脉数有力等症状，用清热、泻火、解毒等治法有效。但是清热、泻火、解毒药性属寒凉，易伤脾胃，故对脾胃虚弱、胃纳不佳、肠滑易泻者慎用。很多老年人即使局部出现了“炎症”的表现，如咽喉痛但红肿并不明显，发热但以低热为主，常常伴有恶风、怕冷等，但这些情况并非实热，而是虚热或是因虚致实，是因为机体正气不足、运化能力低下，导致代谢废物如湿、瘀、痰等蓄积，郁而化热。在这种情况下单纯使用清热、泻火、解毒药是不适宜的，需要针对病因加强推陈致新的运化能力，同时祛湿、化瘀、除痰等。

炎性衰老的慢性低度炎症状态与传统中医“阴火”有相似之处。“阴火”理论始于《黄帝内经》：“有所劳倦，形气衰少，谷气不盛，上焦不行，下脘不通，胃气热，热气熏胸中，故内热。”《脾胃论》记载“火与元气不两立，一胜则一负。脾胃气虚，则下流于肾，阴火得以乘其土位”，对“阴火”理论进一步阐发。从现代医学角度而言，老年人因衰老、疾病、环境、不良习惯等因素影响而处于慢性低度炎症状态中，并表现出反复“发炎”的征象，是一种因虚致实的表象，因而当属于“阴火”范畴。传统中医治疗“阴火”——“惟当以辛甘温之剂，补其中而升其阳，甘寒以泻其火则愈矣”，亦即补中气、升清阳、泻阴火。因而，中医药调治炎性衰老也可以此为鉴，以扶助正气为主、祛除浮焰为辅。

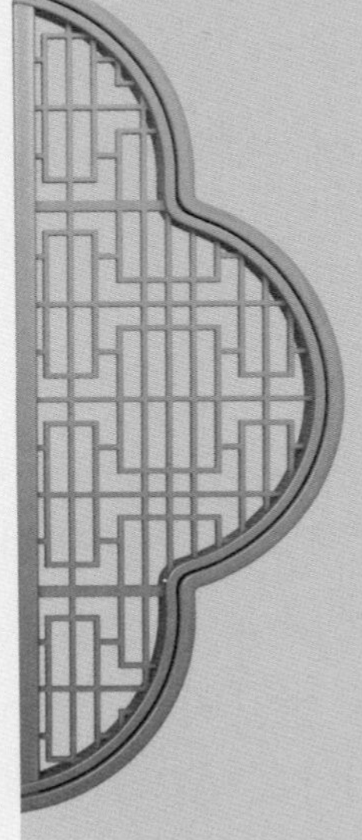

第七章

运动远离衰弱

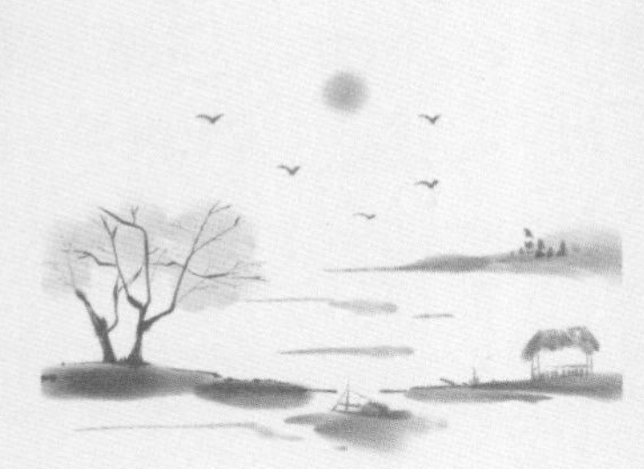

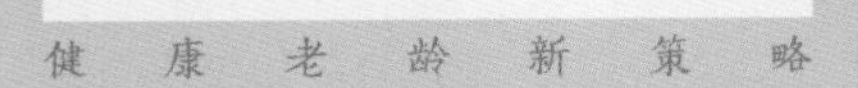

一、常见的运动方式及其优势

俗话说，“生命在于运动”。传统中医学观点也提出“动则生阳”，强调在遵循生命自然规律的基础上，通过运动来疏通气血、改善脏腑功能、和畅精神情志，从而达到调摄身心健康、提高生活质量的目的。

随着我国人民生活水平的提高，人们的体力活动反而日渐减少，缺乏运动的生活方式正对城乡居民的体质和健康造成不利影响。作为生活方式中的重要组成部分，运动已成为提高公民健康水平中最积极、有效的方法，并已经越来越受到医学界的高度重视。2010 年发表的《国民运动健身科学指导系统研究与建立》中提示，我国常见的运动方式可分为以下五类：①有氧耐力练习（健身走、健身跑、登山登楼、骑自行车、跑台跑步、游泳等运动形式）。②中国传统体育（太极拳、太极剑、武术套路、五禽戏、八段锦等）。③力量练习（力量练习器械、健身俱乐部各种力量器械练习等）。④有氧体操（秧歌、有氧健身操、有氧舞蹈等）。⑤球类运动（篮球、足球、排球、乒乓球、羽毛球、网球、门球、柔力球等）。

不同的运动方式能够带来不同的运动效果，由于每种运动方式的健身特点和效果不同，很难有一种运动方式能够对人体各器官系统都产生最大的健身效果。因此，体育锻炼者要根据自身状况和运动目的有针对性地选择运动方式。

对于中老年人而言，慢跑、快走是最为安全、有效的运动方式，其对全面提高人体机能，特别是心血管功能的效果明显，具有简单易行、便于调控运动强度和运动量等优势。如果是以提高心肺功能、调节血压、

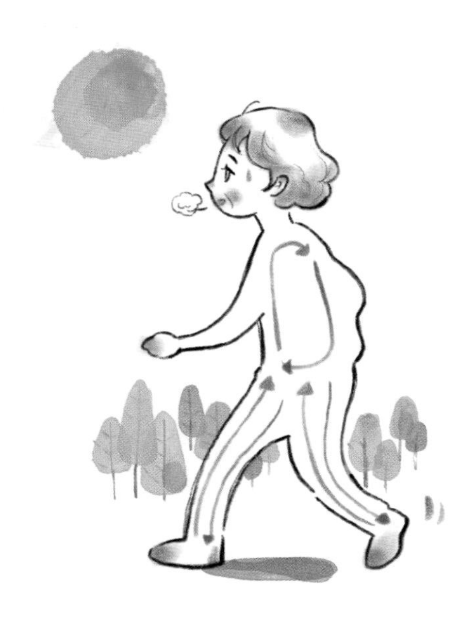

降低血脂与体脂、减轻体重为主要目的，可以首选慢跑、快走等运动方式。

中国传统运动方式动作平缓，比较适合中老年人进行锻炼，如果能配合其他运动方式，对全面提高老年人身体机能效果更好。以提高身体平衡能力、柔韧性、协调性和改善心肺功能、调节情绪为主要目的的体育锻炼者，可以选择中国传统运动方式，如太极拳、八段锦、五禽戏等。

有氧体操锻炼可以通过消耗身体大量能量，减少身体多余脂肪，而达到理想的降脂减肥效果，对心肺功能也有良好的锻炼效果。同时，进行有氧体操锻炼多是结伴进行，运动时气氛大多较活跃，运动中和运动后锻炼者也会因此心情愉悦，由此可改善人体的心理状态，减轻压力。以降低脂肪含量、控制体重、提高心肺功能、缓解压力、改善心理状态为主要目的的人，特别是女性，可以首选有氧体操为主要运动方式。需注意，在进行有氧体操锻炼之前要做好准备活动，以免造成运动损伤。

球类运动的突出特点是对技术动作有一定要求，锻炼者一旦掌握，会产生强烈的运动兴趣，特别是可以通过比赛增加对抗性，容易长期坚持，甚至成为终身运动项目。想要提高心肺功能、肌肉力量、反应速度的人，特别是对于一些单调性运动，如慢跑、快走、登山等不感兴趣的人，可以选择球类运动进行体育锻炼。但球类运动相对容易出现运动损伤，所以，在运动前要做好充分的准备活动，运动时要注意自身的机能变化和自我感觉，进行比赛时，更需要量力而行。

综上所述，在选择运动方式时不能单一，应根据不同运动方式的运动特征、难易程度、健身特点和自身状况，合理安排运动内容，并长期坚持，以促进身体机能全面发展，提高机体健康水平。尤其是中老年人，选择适当的运动方式，能很好地提高体质，对预防疾病、养老防衰、提高老年生活质量有着积极的作用。

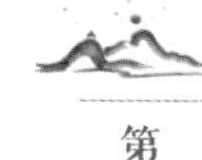

二、传统体育运动

传统体育运动历史悠久，源远流长。中国历代医家始终奉行“流水不腐，户枢不蠹”的运动养生理念，创造了许多将形体活动、呼吸吐纳及心理调节相结合的运动形式，通过对姿势的调整、呼吸的锻炼、意念的运用，也就是精、气、神的锻炼，来调节和增强人体各部分的机能，诱导和激发人体内在的潜力。传统体育运动不仅可以增强人体脏腑功能，起到强身健体的养生作用，同时可对运动系统疾病、内分泌系统疾病等多种疾病进行有效的干预或起到辅助治疗的作用。此外，它们也能改善患者的不良心理状态，消除或降低焦虑等负面情绪，从身心两方面入手，全面增强患者抗病的能力，从而达到防病的效果。正如《黄帝内经》称“恬淡虚无，真气从之，精神内守，病安从来”，传统体育运动方式可帮助人们保持身心健康。

近年来，国内众多学者针对传统体育运动对疾病干预的作用展开了研究，主要集中在对运动系统疾病、内分泌系统疾病及情志疾病方面的干预。传统体育运动处处渗透着中医未病先防、既病防变的“治未病”思想。研究结果显示，传统体育运动也可以通过对精、气、神的锻炼，来提高人体的正气，抵御外邪，能够充分调动人的主观能动性，通过自身的锻炼，有意识地控制心理、生理活动，增强体质，起到治病的效果。

常见的传统体育运动包括太极拳、五禽戏、八段锦等。

太极拳运动是融健身、防身、修身养性于一体的优秀健身体育项目，它举动轻灵、运动和缓、使人呼吸自然，能陶冶情操、颐养性情、强身健体。

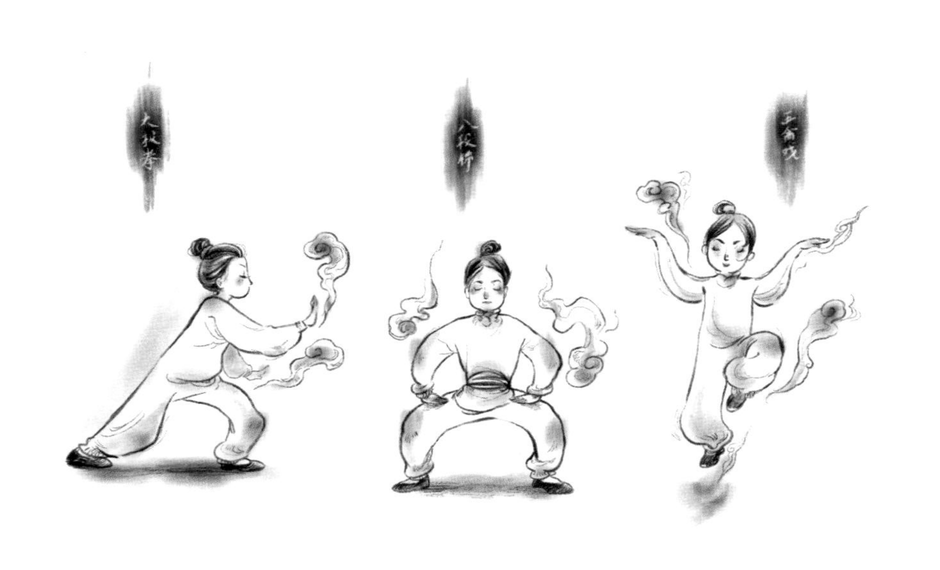

练习时气沉丹田的腹式呼吸，以腰为轴的匀速圆弧动作，可以使机体放松、呼吸均匀，并可保持大脑处于安静状态，能达到养心、养身以提高身体健康水平的目的。在长期的实践中，太极拳积累了丰富的养生思想和健身经验，深受广大人民群众的喜爱。

五禽戏是以模仿虎、鹿、猿、熊、鸟五种动物的形态和神态，来达到舒展筋骨、畅通经脉目的的一种养生功法。其具有调和三阴三阳、沟通上下表里的功效，整套动作活动全面、大小兼顾、动静结合、养练相兼，能够锻炼经络功能、推动气血运行、增强脏腑功能，从而使人体达到阴阳平衡的状态。

八段锦是中国古代流传较广且独立而完整的一种健身术式。由于本套功法“贵养、尚气、法柔”，习练之时动作会让人感觉如丝锦般柔和秀美，因此古人将这套功法比喻为“锦”。八段锦的每一段功法都有锻炼的侧重点，综合起来则是对相应内脏、气血及经络起到疏通、调理作用，同时对五官、头颈、躯干、四肢、腰、腹等全身各部位也进行锻炼，是机体内外全面调养的健身功法。

综上所述，中国传统体育运动方式具有动作平缓、身心并调的优势，注重意守、调息和动形的协调统一，没有体力与精神上的高度紧张，其疏通经络、调和气血、疏筋柔体的功用尤为显著，很符合老年人生理、心理特点，比较适合中老年人进行锻炼。坚持进行传统体育运动，能够提高身体的平衡能力、柔韧性、协调性，帮助改善心肺功能，同时能起到调节情绪的妙用，能有效帮助中老年群体未病先防、养老防衰，值得大力提倡及宣传。

三、运动时段的选择

运动是健康的生活方式之一，不同时间段运动是否会产生效果的差异？普通人应当如何选择适合自己的时间段进行锻炼？其实运动时间的选择与一个有趣的概念密切相关——生物钟。

生物钟，即生物节律，是自然界从低等生物到高等生物广泛存在的生命现象，是为了使生物体更好地适应地球上周而复始（如四季变化、昼夜变化等）的环境，逐渐进化所形成的机体固有的节律变化。生物钟是生物体内周而复始的节律，影响诸多生理过程的节律变化，如激素水平、体温、心率、血压、睡眠－觉醒周期、胃肠道甚至记忆形成。近年来的研究发现能量代谢也与生物钟密切相关。2017 年，杰弗理・霍尔、迈克尔・罗斯巴希、迈克尔・杨因为“发现控制昼夜节律的分子机制”而获得诺贝尔奖。由此可见，生物钟的重要意义不言而喻，反映出人与自然的密切联系。

分子生物钟存在于人体的大多数细胞中，其中就包括骨骼肌，其主要的功能是优化 24 小时周期内特定细胞活动的时间。骨骼肌分子生物钟研究表明，运动诱导的收缩及其时间可能调节基因表达和蛋白质合成反应，随着时间的推移，这些反应可以影响和调节关键的生理反应，如肌肉肥大和肌肉力量增强。不同时段进行运动锻炼的效果有显著差异，生物钟机制可能参与其中，所以将运动与分子生物钟同步会最大限度地发挥体育锻炼对全身健康的促进作用。体育锻炼可在骨骼肌的昼夜节律系统中重新设置时钟，而个性化的定时锻炼亦可作为昼夜节律紊乱相关疾病的有效处方。例如有研究发现，昼夜节律紊乱可能损伤骨骼肌而导致肌少症，潜在机制包括与昼夜节律调节相关的分子生物钟和线粒体功能异常，并提出优化运动时间可作为一种针对骨骼肌昼夜节律紊乱的新治疗策略。

事实上，运动锻炼是一个驱动人体阳气运行的过程，而阳气的升发与敛藏有其自身的节律。《黄帝内经》中记载："故阳气者，一日而主外。平旦人气生，日中而阳气隆，日西而阳气已虚，气门乃闭。是故暮而收拒，无扰筋骨，无见雾露，反此三时，形乃困薄。"这段话的意思是：人体自身的阳气，白天作用于体表。从清晨开始，体内阳气上升，到了中午，阳气上升至最旺盛的状态，到了太阳偏西时，阳气就开始减弱，体表的汗孔随之闭合。到了晚上，阳气收敛，拒邪气于外，因此不要扰动筋骨，不要接近雾露，违反这三时的阳气活动节律，身形就会受困而被邪气所迫。

因此，运动需要符合阳气运行的规律。人们选择运动锻炼适宜在清晨和中午进行，以顺应人体阳气的生发之时，充分发挥好"动则生阳"的作用，而不应当选择在夜晚进行锻炼，这和人体阳气运行的规律相悖。夜间不要轻易扰动筋骨，也不要接近雾气露水。如果违反了阳气运动规律，就会遭到邪气的侵害，从而导致身体困乏、气力衰弱。

综上所述，在早晨阳气升发时适度运动不仅可以顺应天地阳气的运转规律，促进人体自身阳气的运转，还能振奋精神，开始精力充沛的一天。

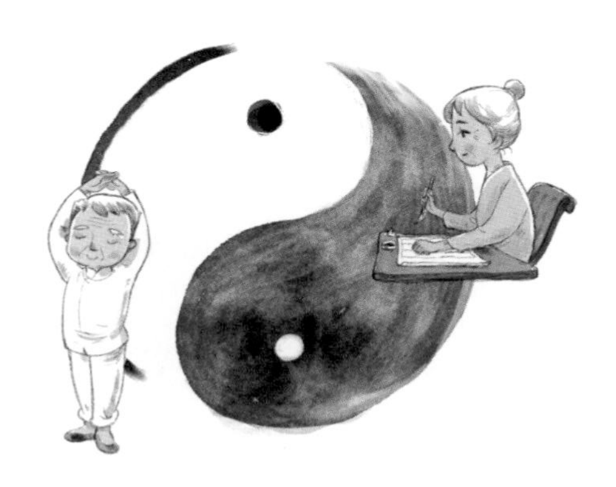

四、指南中的运动建议

老年人身体机能逐渐下降，由此常引起“运动自信”不足，运动的能力也日益减退。正因为老年人有上述身心特点，所以对运动时长和强度的选择需要更加谨慎。

2020年，WHO发布的《关于身体活动和久坐行为指南》指出，运动可带来以下健康益处：降低全因死亡率、心血管疾病死亡率；减少高血压、癌症、2型糖尿病、心理疾病（焦虑和抑郁）的发生；改善认知功能和睡眠障碍；减轻肥胖带来的负担。此外，运动还有助于防止跌倒及跌倒相关损伤事件的发生，保持骨骼健康，减少身体机能的下降。因而，《关于身体活动和久坐行为指南》推荐65岁或以上的老年人采用如下运动方案：①所有的老年人均应进行规律的运动。②推荐老年人每周进行150~300分钟的中等强度有氧运动或75~150分钟的高强度有氧运动，或相同运动当量的中等与高强度有氧运动组合。③推荐老年人每周进行≥2天的中等或高强度的主要肌群的肌肉强化运动。④为了加强身体机能并防止跌倒，推荐老年人每周进行≥3天的中等或高强度的着重于功能平衡和力量训练的复合运动。⑤老年人每周可以将中等强度有氧运动时间增加为＞300分钟，或高强度有氧运动时间增加为＞150分钟，或相同运动当量的中等与高强度有氧运动组合。

一次完整的运动训练包括哪些组分呢？《老年人躯体功能受损防控干预中国专家共识（2022）》提出了明确的建议：①首先是5~10分钟小至中等强度的心肺耐力和肌肉耐力活动，调节机体的生理机能，以适应强度运动的需要，降低发生损伤的风险。②其次是 20～60 分钟的有氧运动、抗阻运动和 / 或竞技运动（有氧运动也可以分为多次运动累计 20～60 分钟，但是每次运动不少于 10 分钟），以改善肌肉力量、爆发力、步态、平衡、运动耐力、活动能力等表现。③然后是 5～10 分钟小至中等强度的心肺耐力和肌肉耐力活动，使运动者心率和血压等生理指标逐步恢复至正常水平，同时消除机体在较大强度运动时肌肉产生的代谢产物。④在热身或整理活动之后应进行至少 10 分钟的拉伸活动，热身运动或整理运动不能替代拉伸运动，且拉伸运动一般在热身运动或整理运动后进行，或在热敷肌肉后进行。

五、慢性心力衰竭患者是否可以运动？

慢性心力衰竭是各种心脏疾病的严重表现和终末阶段，患者常因各种诱因急性加重而需住院治疗。研究显示，我国心力衰竭患病率呈上升趋势，心力衰竭住院患者的死亡率达4.1%。对于较高的患病率和死亡率，慢性心力衰竭的调摄预防就显得尤为重要。

活动后气喘是心力衰竭患者的常见症状之一，不少患者就开始疑惑了：得了心力衰竭是不是就不能运动了呢？生活中他们谨小慎微、不敢运动，甚至把卧床休息作为保护心脏的正确方法。的确，长期以来，在各种阶段及各种形式的心力衰竭治疗中均提倡卧床休息和限制体力活动，但是当心力衰竭进入缓解期，如果继续长期卧床及限制体力活动，则会导致肌肉萎缩、静脉血栓形成、运动耐量进一步降低和心力衰竭症状恶化。在心力衰竭缓解期适当运动，不仅可以增强肌肉力量和心肺功能储备，避免压疮和下肢静脉血栓的形成，还能延缓心力衰竭的再次发生，延长充血性心力衰竭患者的寿命。目前已有研究证实，运动康复可提高患者的运动能力和生活质量，是心脏康复治疗中不可或缺的重要环节，监督下的运动康复已经被建议作为所有慢性心力衰竭治疗中非药物治疗的一部分。

心力衰竭患者应当如何运动呢？由于心力衰竭疾病的特殊性，心力衰竭患者的活动应当随时评估，谨慎进行。当患者处于心力衰竭急性期时，应以休息为主，不宜运动，因运动会增加心脏负担。当病情稳定时，就可以适当运动了。刚开始运动时，可在家人的陪同下做一些室内运动如室内慢走；如果可以耐受，则可移步至室外进行运动如室外散步，散步距离可以逐渐增加，并辅以四肢和关节的运动。

同时，要注意运动强度不宜过大。过于剧烈的运动或暴发性的运动易导致患者血压升高、心率增快，增加心脏负担，所以应当注意运动强度不宜过大，特别是一些会显著升高血压、增快心率的激烈运动如短跑、打篮球等，还有一些暴发性的运动如突然跳跃、提重物、抱小孩、转体等。活动量应从小量活动开始，每次 20 ~ 30 分钟，宜在饭后 2 ~ 3 小时或饭前 1 小时进行。

对于心力衰竭患者而言，运动过程中应注意监测病情变化。适当的运动会使患者在运动时和运动后感觉身心舒畅、精力充沛，但是如果患者在运动中出现过度疲劳、胸闷、气短、心前区疼痛、头痛、恶心、面色苍白等一系列症状时，提示心脏可能无法承受此运动量或运动强度，需要立即停止运动并充分休息，若休息后仍不见好转，应及时就医。

《黄帝内经》曰："久视伤血，久卧伤气，久坐伤肉，久立伤骨，久行伤筋。"由此可见，长期卧床可导致气血运行变得缓慢，使气脉不流通，水饮、瘀血停滞。在中医理论中，老年人心力衰竭多为心气虚、心阳虚伴有水饮、瘀血等兼夹症。"动则生阳"，舒展肢体、适度活动，有助于升发心阳气而改善心功能。

六、慢性阻塞性肺疾病患者怎么运动？

COPD是一种具有气流受限特征的慢性疾病，主要指慢性支气管炎和（或）肺气肿，可进一步发展为肺源性心脏病和呼吸衰竭。COPD在老年人群中非常常见，尤其是年轻时期有吸烟嗜好的老年人。

近年来的研究发现，COPD与肌肉质量和肌肉力量的进行性损失有关。事实上，肌肉质量和肌肉力量的损失在中度至重度COPD患者或急性COPD加重期患者中发生的可能性更大，特别是下肢肌肉的损失。总的来说，研究发现约22%的COPD患者有肌少症。COPD患者肌少症的总体患病率是健康老年人群的两倍。需要注意的是，绝大多数关于COPD患者肌少症患病率的研究都是基于临床而言的，研究之间具有很高的异质性。与无肌少症的患者相比，伴有肌少症的COPD患者第1秒用力呼气容积（FEV1）较低，运动能力较低，体力活动较低。相关研究发现，COPD患者发生肌少症与多种因素相关，这些因素包括年龄、COPD严重程度、BMI、BODE指数（包含BMI、梗阻程度、呼吸困难程度、运动能力）等。预防COPD患者肌少症的发生、发展在肺康复和COPD患者呼吸衰竭的管理中具有重要的意义。

从传统观点来看，COPD患者缓解期运动方式以锻炼呼吸功能为主，主要包括缩唇呼气和腹式呼吸。

缩唇呼吸是指通过缩唇增加呼气阻力的治疗方法。这种阻力可向内传至支气管，使支气管内保持一定压力，防止支气管及小支气管壁塌陷，增加肺泡内的气体排出，减少肺内残气量，从而吸入更多新鲜空气，缓解缺氧症状。其方法为经鼻腔吸气，呼气时将嘴缩紧，如吹口哨样，缓慢呼气4~6秒。

腹式呼吸以膈肌运动为主。正常的腹式呼吸一次为10 ~ 15秒，能吸入约500 ml空气。腹式呼吸吸气时，膈肌下降，腹压增加，感觉好像是空气直接进入腹部，呼气时膈肌上升，腹式呼吸过程中若把手放在腹部，会感觉手在腹部上下微微抬放。通过这种深度呼吸，可呼出较多易停滞在肺底的二氧化碳。

中医也有独特的运动方式有利于肺功能锻炼，如六字诀。六字诀是围绕“嘘、呵、呼、呬、吹、嘻”六字发音进行呼吸训练，分别对应影响人体的三焦、五脏，以协助胸腹部的呼吸运动，增强小气道压力，延长呼气时间，促进肺部残留气体排出，同时提高肺部气体交换率，改善患者呼吸功能。

除此之外，由于COPD与肌少症的密切联系，患者在可以耐受的情况下，运动锻炼中也可以加入上下肢抗阻运动及全身有氧运动，以提高心肺功能，改善肌肉力量和质量，增强患者的免疫力和抗病能力。

七、运动对骨骼也有益处

骨骼与肌肉共同构成人体的运动系统，维持静态姿势与动态活动的基本功能。既往的临床及基础研究多重视骨质疏松症、骨关节炎等，而忽略了骨骼肌的重要性。随着医学界对骨骼肌的深入认识和研究，发现骨骼与肌肉在运动系统中几乎占据了同等重要的地位，二者的病理生理也是紧密相连。

骨骼与肌肉实际上是相辅相成的两种组织结构，这两种组织来源于同一种间充质干细胞。肌肉细胞分泌骨调节因子，而骨细胞分泌胰岛素样生长因子 -1（IGF-1），具有潜在的肌肉刺激特性。某些患者由于骨关节炎或骨质疏松症等问题，常年饱受疼痛的烦扰，因而运动意愿大大下降。当老年人身体活动明显减少而采取久坐的生活方式时，会加速骨骼肌增龄性衰减，从而导致肌少症及老年衰弱。反之，当营养不良或去神经性萎缩导致骨骼肌萎缩时，肌肉可以通过分泌多种细胞因子影响骨骼的代谢，同时，由于骨骼肌萎缩对骨骼的牵拉作用减弱，会加速骨量丢失而导致骨质疏松症等。

正是由于骨骼与肌肉的密切联系，骨质疏松症与肌少症相互影响、恶性循环，医学界专门创造了一个术语为“Osteosarcopenia”，其中“Osteoporosis”指骨质疏松症，“Sarcopenia”指肌少症。骨质疏松症和肌少症是两种有许多相似之处的疾病，包括高患病率、高社会经济成本、相似的作用机制和对患者生活质量的重要影响。二者合在一起即为肌少 - 骨质疏松症，骨量和肌量同时减少，可能会引发活动障碍综合征而增加跌倒、骨折的风险。因此，有效预防肌少－骨质疏松症是维护老年人生活质量的重要环节。

对于骨骼、肌肉有疾病的老年人来说，不能因为活动能力下降就放弃运动，反而更应该坚持锻炼。需要注意的是，应选择适宜的运动方式，例如，抗阻运动，低强度的有氧运动（如散步、游泳），传统运动（如练习太极拳等）。研究表明，抗阻运动有助于改善骨代谢指标及帮助骨形成，同时，进行抗阻运动可以提高肌肉质量、力量和体力活动能力，也是对抗肌少症发生、发展的有效方法。有氧运动能促进骨骼形成并减弱骨吸收，若同时进行抗阻训练则可以减轻肌肉的损失，预防身体活动困难。

传统运动（如练习太极拳等）对肌少－骨质疏松症的效应尚缺少高质量的临床研究。传统运动具有多重作用，如改善平衡能力、代谢状况、活动能力等，未来的研究会更多着眼于其对骨骼肌肉系统的改善作用。需要注意的是，某些老年人认为练习太极拳可能会损伤膝关节，因而患有骨骼、关节疾病时不应该练习太极拳。事实上，这种想法是错误的，遭受运动损伤的个体更应该掌握科学的方法，因此跟随专业老师学习和练习是十分必要的。

八、运动安全如何把握?

运动是每个人日常生活中不可缺少的一部分，可以说，适度运动可保证生活健康。但是在运动过程中难免存在着大大小小的误区，这些误区可能会使运动成果大打折扣，还有可能使身体受到伤害，这样就违背了运动的初衷。那么，应该如何避免运动误区呢？运动安全该如何把握呢？

参加体育运动，首先要了解老年人的身体状况，要教会老年人学会自我监督，随时注意身体状况的变化，采取必要的保护措施。如患有心脏病、高血压等疾病，则不宜长时间参加需剧烈运动的项目进行锻炼。

开始运动前，要认真检查运动场地和运动器材，消除安全隐患。要排除场地中的不安全因素，如确保场地平整，要清除石头、土块；检查沙坑的松散度及是否有石子、杂物等；检查运动设施是否牢固、安全、可靠，器材是否完好等。运动时不宜冒险，应确保自身安全。运动装备也要备齐，要穿运动服装、运动鞋等。不要佩戴各种金属或玻璃装饰物，不要携带尖锐物品等。

在运动准备阶段，需要确保老年人无气短、胸闷及其他心肺系统不适症状，确保其未处于疾病的急性期；心率保持在60~110次/分；收缩压为90~160 mmHg*，一周内未发生过直立性低血压；呼吸频率为16~30次/分，无缺氧导致的发绀、呼吸窘迫等症状。

同时，一定做好热身准备活动。如果突然进行剧烈运动，人体可能

* 1mmHg ≈ 0.133 kPa。

会出现心慌、胸闷、肢体无力、呼吸困难、动作失调等现象，而做好准备活动则可以克服内脏器官在生理上的惰性，以降低运动损伤发生的概率。运动前不做准备活动或准备活动做得不充分、不正确、不科学，是引起运动损伤的重要原因，因为准备活动做得不充分，肌肉、内脏、神经系统机能不兴奋，肌肉供血量就不足，在这样的身体状态下进行活动，动作会僵硬、不协调，极易造成运动损伤，甚至导致伤害事故。

运动中，如果出现以下情况，须及时停止运动：出现严重气短、胸闷发作；精神状态变得激进、焦虑、缺乏耐心；心率＜40次/分或＞130次/分，或较静息状态下心率升高20%；新发心律失常；收缩压＜90 mmHg或≥180 mmHg；呼吸频率＞35次/分或较基线升高20%；血氧饱和度＜88%持续1分钟以上或反复出现。

运动后也要注意做好整理活动和自我观测，以防出现运动损伤。因为如果突然停止运动，可能会出现暂时性的贫血，导致心慌、晕倒等一系列不良现象，会对身心健康造成损害。做整理活动可以使人体从紧张状态逐渐过渡到安静状态，使心脏逐渐恢复平静，使身心放松。

如果感到十分疲劳，四肢酸沉，出现心慌、头晕，说明运动负荷过大，需要好好调整与休息。如果运动后经过合理的休息感到全身舒服、精神愉快、体力充沛、食欲增加、睡眠良好，说明运动负荷安排适度。

运动锻炼被认为是目前预防和治疗老年衰弱的首选方案。唯有掌握运动安全注意事项，才能健康又快乐，起到调摄身心、增强体质、预防疾病的作用。

九、被动运动也有益

适度运动是“养老防衰”的法宝之一。人到老年，“五脏皆衰，筋骨解堕”逐渐成为常态，肌量随衰老而流失，而老年人久坐或卧床的生活方式更易加速肌量的流失。即便是健康人，卧床五日后也会感觉乏力。当关节长期不活动时，关节周围的软组织如韧带、肌腱等都会慢慢失去延展性，变得僵硬无力，造成关节活动不便，人体的关节也会渐渐地挛缩、变形。目前专家一致认为，即使为衰弱的老年人，也可以从运动中获益。衰弱的老年人往往已经丧失了自主活动的能力，因而，被动运动对衰弱的老年人来说是可选的运动方式。

被动运动是指借助外力来帮助患者完成的运动，这种外力既可以是借助康复器具，又可以是借助他人或者自身健侧肢体来实现。被动运动的主要目的是保持关节活动度，预防关节肿胀和僵硬，延缓肌肉萎缩，促进患侧肢体主动运动的恢复。此外，被动运动还有助于刺激血液循环，预防长期卧床老年人深静脉血栓形成进而诱发肺栓塞等危及生命的情况发生。

需要被动运动的患者大多数是脑血管意外后遗症群体，还有部分是因其他疾病需要卧床的患者。脑血管意外会导致机体的随意运动出现不同程度的丧失，其中脑卒中患者中约有50%存在感觉功能损害，70%的患者存在运动功能损害，感觉、运动功能损害常常是并存的。中国每年新发脑卒中人数约200万人，其中70%～80%的脑卒中患者因为残疾不能独立生活。脑卒中后根据评估结果进行早期、有效的训练能够加速患者肢体的康复，减轻肢体功能上的损害，使患者能恢复自主活动。

在条件允许的情况下，四肢的关节最好都要进行被动活动，包含手指、手腕、手肘、肩膀、髋部、膝关节、脚踝、脚趾等的被动活动。在卧床的初期，可以先从大关节被动运动开始，也就是从肩膀、手肘、手腕、髋部、膝关节、脚踝的被动活动开始。运动时，把握“往外伸展”“在可承受的范围内进行多角度旋转”的原则，让关节可以模拟正常运作而活动。

被动运动时有一些注意事项：被动运动要在关节的正常活动范围内进行，若患者出现疼痛，不可勉强；要充分固定活动关节的近端关节，以防止替代运动；被动运动动作要缓慢、柔和、有节律性，避免因粗暴动作造成软组织损伤；对容易引起变形或已有变形的关节要重点运动；活动顺序应从近端关节至远端关节，各关节都要进行各方向的运动；两侧均要进行被动运动，先做健侧，后做患侧。除此之外，以下几种情况需要避免被动运动：骨折未愈合；关节急性炎症期；骨关节肿瘤；全身状况极差，病情不稳定者。

除此之外，有研究表明，肌肉电刺激治疗可引起肌肉的被动收缩，对延缓肌肉萎缩有帮助，是卧床老年人预防肌少症的可选方案。也有研究表明，肌肉电刺激治疗对改善肌量并没有显著效果，只是有助于改善肌力和躯体活动能力。

十、运动与饮食如何相得益彰？

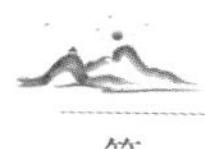

有部分老年人进行营养补充后会伴随消化不良的表现，如腹胀、腹泻、食欲下降等，这些症状其实是身体接受不了营养补充所发出的信号。部分老年人在住院期间会在三餐外增加额外的营养支持，如果出现上述症状，则可能是发生了“喂养不耐受”，这个听起来有点陌生的专业名词，本质上就是消化不良。究其原因，可能是老年人消化系统功能减退、胃肠动力不足、消化液分泌减少、嗅觉与味觉减退等导致。即便是医生开具营养处方，要求老年人在饮食中或三餐之间增加蛋白质的摄入，老年人也很难完全遵照医嘱执行。临床医生常常听老年人抱怨：听到“加餐”就会觉得消化不良，在下一次进餐时仍然觉得饱胀、没有食欲。

除此之外，医学中还存在“合成抵抗”的现象。正常情况下，肌肉质量的维持依赖于肌肉蛋白质合成和分解之间的平衡。最近的研究表明，与年轻人相比，老年人对氨基酸和体力活动后肌肉蛋白质合成的反应减弱。据推测，蛋白质和氨基酸消化吸收障碍、胰岛素介导的肌肉组织灌注、肌肉中的氨基酸摄取、关键信号蛋白数量或激活状态的减少都可能是老化肌肉蛋白质合成抵抗的原因。有学者认为，缺乏足够的习惯性体育活动是导致肌肉蛋白质合成抵抗随着年龄增长的关键因素。

那么如何帮助老年人摄入更多的营养素及取得更高的营养利用率呢？纵观多项临床研究，研究人员常常把运动和营养作为一个干预组合。也就是说，建议老年人不仅要补充营养，同时还需要进行运动锻炼，使运动与营养补充相得益彰。已经有研究证明，在摄入蛋白质之前进行体育运动有助于衰老肌肉更多地利用膳食蛋白质来源的氨基酸合成肌肉蛋白质。运动锻炼后的 30 ~ 60 分钟，正是骨骼肌合成代谢的旺盛时期，如果能够恰如其分地补充氨基酸或蛋白质作为肌肉蛋白质合成的原料，就可以取得事半功倍的效果，以抵消与年龄有关的肌肉质量和功能的损失，使营养补充的效用最大化。

中医认为“动则生阳”，运动驱动一身之阳气，而脾得阳始运，水谷（可以理解为一切食物）为气血生化之源，水谷要转化成气血需要脾胃的运化作用。再通俗一点讲，就是食物要转化成人体的营养有赖于人体良好的消化功能。从中医的观点来看，运动有益于脾胃运化水谷而生成机体赖以生存的精微物质。

第八章

遵生

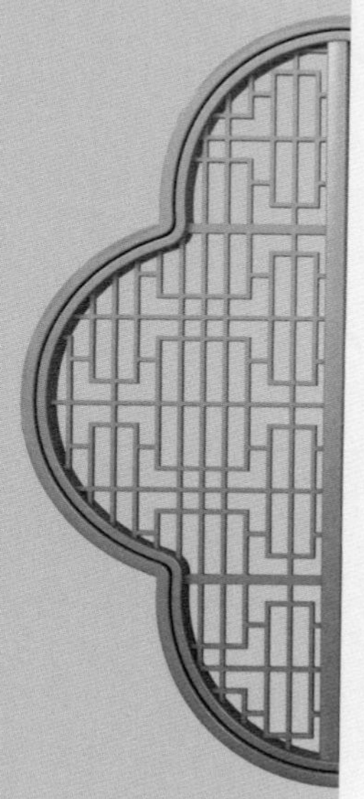

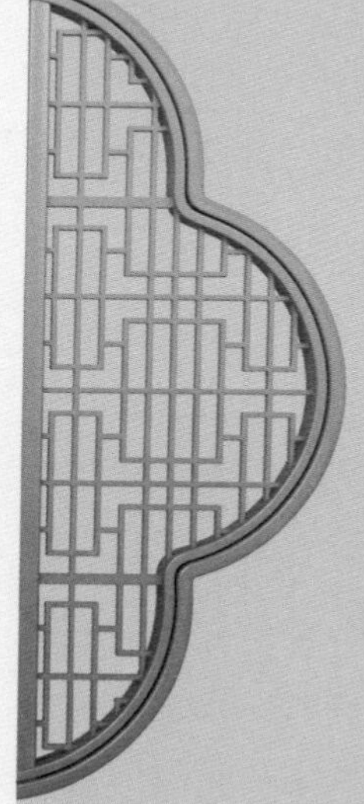

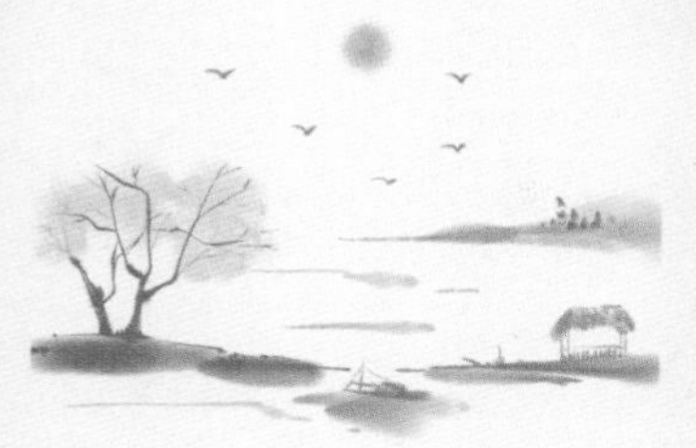

一、形与神俱

1. 以“形”为根

《庄子》提出：“精神生于道，形本生于精，万物以形相生。”战国末期的荀子在形神问题上提出了“形具而神生”的命题。东汉的桓谭首先提出了以烛火喻形神的观点，他说：“精神居形体，犹火之燃烛矣……烛无，火亦不能独行于虚空。”由此可见，形体是生命的根基，也是“神”的居所。需要关注“形”的增龄性变化，防微杜渐，重视整体稳态，疾病调治时以辨证论治为主要原则，并以健康寿命为最终目标，这样才有利于长久固护寿命的根基。

2. 以“神”为使

神，即精神、意识与思维活动。古语有云：“故主明则下安，以此养生则寿，殁世不殆，以为天下则大昌。主不明则十二官危，使道闭塞而不通，形乃大伤，以此养生则殃，以为天下者，其宗大危，戒之戒之！”由此可见，“神”在身心健康中的重要作用，神志清明不乱则脏腑和调，失神、神乱则百害由生、身心失调。

老龄化社会中，老年人除了身体病痛以外，精神心理、社会适应等方面也会出现各种问题。人至暮年，往往产生“自身价值降低”“自我认同缺失”“身心疲惫劳累”“生活毫无希望”等消极观念，神思散乱、

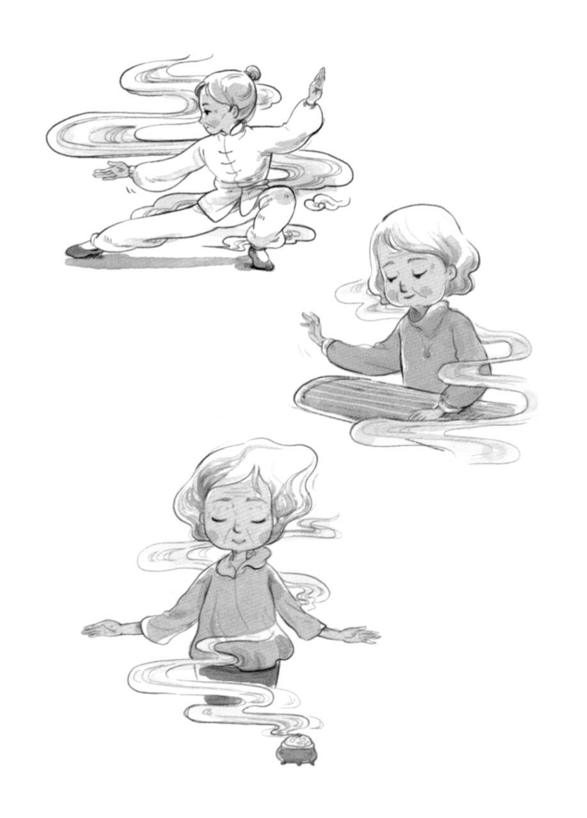

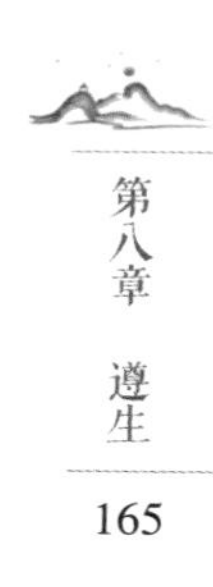

不知所踪，则会出现疲乏、嗜睡或失眠、各种疼痛等表现。那么应该如何调适心理状态呢？国学经典揭开了圆融而旷达的生命底色。中医生命观起源于《黄帝内经》，其融合了独具特色的东方哲思、养生观念及切实可行的实践方法，有利于中老年人重拾身心平衡，发现生命的多元价值。

如何养神？《黄帝内经》能够给老年人群很多借鉴，其提到“致虚极、守静笃”，生命经历过绚烂，在晚年时应归于静美，勿乱于心、勿扰于神，应在虚静之中沉淀过往、宁心养神。事实上，“虚”和“静”是养生的基本原则，尤其适用于生命的后半段，其主要指应跳脱纷扰的事物，在宁静祥和中找到自然天真与喜乐自在。张弛有度对养神也很重要，如果思想长期处于放松状态，即会增加认知损害发生的风险。因此，增加与社会的接触、学习新的知识对养神也是有益的。

二、方生方死

什么是“方生方死”？它与这本书的主题“老而不衰”有什么关系呢？

事实上，“方生方死”出自《庄子》，原文是“方生方死，方死方生”。其含义是事物自生之时就开始慢慢走向死亡，反之同理，事物死的时候也意味着生的开端，即万事万物正在不断地出生成长，也在不断地消亡。

“方生方死”是中国古代重要的哲学思想，若是以此观点观察生命、衰老与死亡，也十分契合。人的衰老并不是从某一个具体的时间点（如60岁）开始的，而是从早年阶段开始机体各部分就已经开始发生不可察觉的变化，当这种微小的变化积累到一定程度时，就可以表现为临床可见的衰老。

《素问》中记载：“女子七岁，肾气盛，齿更发长；二七而天癸至，任脉通，太冲脉盛，月事以时下，故有子；三七，肾气平均，故真牙生而长极；四七，筋骨坚，发长极，身体盛壮；五七，阳明脉衰，面始焦，发始堕；六七，三阳脉衰于上，面皆焦，发始白；七七，任脉虚，太冲脉衰少，天癸竭，地道不通，故形坏而无子也。”“丈夫八岁，肾气实，发长齿更；二八，肾气盛，天癸至，精气溢泻，阴阳和，故能有子；三八，肾气平均，筋骨劲强，故真牙生而长极；四八，筋骨隆盛，肌肉满壮；五八，肾气衰，发堕齿槁；六八，阳气衰竭于上，面焦，发鬓颁白；七八，肝气衰，筋不能动；八八，天癸竭，精少，肾脏衰，形体皆极，则齿发去。”整段文字描述了人体由萌生至强壮再至衰老的自然历程，女子在“五七”即35岁左右，男子在“五八”即40岁左右出现肉眼可以观察到的衰老征象。

现代科学的进步，帮助我们从更微观的层面观察衰老的过程。例如，骨质疏松症是老年人的常见病，但骨量丢失并不是步入老龄以后才发生的。事实上，人的骨量在 35 岁已经达到巅峰，之后急速下降，这个过程早期不可感知，但当中老年期开始出现骨痛甚或骨折时，则为时晚矣。再如，人类的大脑更是早在 20 岁即开始衰老。人类出生时神经细胞数量有 1 000 亿个左右，20 岁时大脑功能达到巅峰，之后便开始慢慢衰老，到了 40 岁，神经细胞数量开始以每天 1 万个的速度递减，从而对记忆力、协调性及大脑功能造成影响。还有全身的肌肉，在 20 ~ 30 岁时达到其功能和质量的巅峰，然后开始逐渐发生质和量的改变，30 岁以后，肌量每 10 年损失 3% ~ 8%，50 岁时肌量和肌力已经显著下降，随着老龄化进程，这一速度还会加快。

以下就是人体部分器官的衰老退化时间。

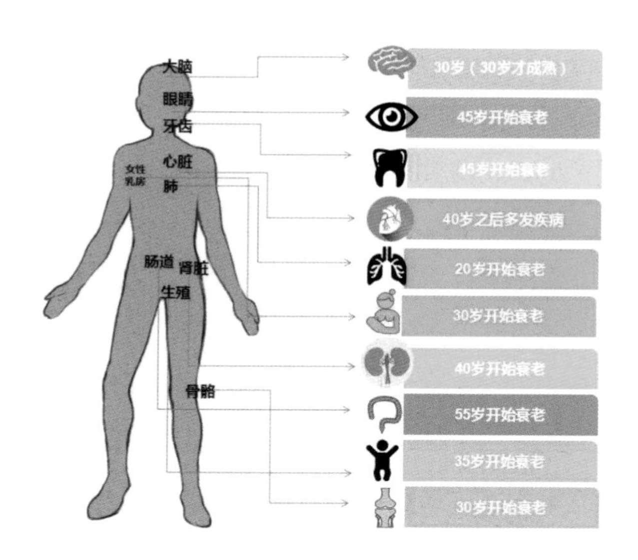

延缓衰老需要在生命的早期即开始，要关注健康，避免损害健康的危险因素。预防衰弱同样需要未雨绸缪，从运动锻炼、饮食习惯、用药安全、中医养护等多个方面着手，做到未病先防。

三、四气调神

“四气调神”来源于《黄帝内经》。此处“气”并不是指气味、气息，而是指气象，“四气”即指春、夏、秋、冬四时的气象。“四气调神”指导人们要顺应四时气候的特点调摄精神情志行为。

中医经典理论“四气调神”与中国传统哲学思想“道法自然”的核心是一致的，是中医天人合一整体观念的体现。人的行为要遵循天地自然的运行规律，“所以圣人春夏养阳，秋冬养阴，以从其根，故与万物浮沉于生长之门。逆其根，则伐其本，坏其真矣”，此处的“根”指的是规律，违背时间规律行事，就会戕害身体的本真，而顺应天地自然规律才是长生久视的前提。在以日为单位的时间周期中，有“日出而作，日落而息”的说法，在中医“子午流注”理论的指导下有不同时间段的养生宜忌。“四气调神”则是在以年为单位的时间周期中，每一个季节的调养方案。

春三月，此谓发陈。天地俱生，万物以荣，夜卧早起，广步于庭，被发缓形，以使志生；生而勿杀，予而勿夺，赏而勿罚，此春气之应，养生之道也。逆之则伤肝，夏为寒变，奉长者少。

春季的调养方案：春天是将储存了一个冬季的能量升发出来的时节，万物生长、生机勃勃。此季节应当早起，在庭院中、公园里、溪谷间、森林里感受这股升发之气，与天地能量同频，使精神愉快，胸怀开畅。

夏三月，此谓蕃秀。天地气交，万物华实，夜卧早起，无厌于日，使志无怒，使华英成秀，使气得泄，若所爱在外，此夏气之应，养长之道也。

逆之则伤心，秋为痎疟，奉收者少，冬至重病。

夏季的调养方案：夏季是万物壮盛、孕育果实的时节。此季节应当晚睡早起，即使天长炎热，也要保持情绪平和与安然，使体内的阳气自然得到宣散。

秋三月，此谓容平。天气以急，地气以明，早卧早起，与鸡俱兴，使志安宁，以缓秋刑，收敛神气，使秋气平，无外其志，使肺气清，此秋气之应，养收之道也。逆之则伤肺，冬为飧泄，奉藏者少。

秋季的调养方案：时至秋季，气机由向外、升发转而向内、敛藏。秋水长天、大地明净，但西风肃杀、天气转凉。此季节应当早睡早起，收敛外散的神气，安神定志，削弱肃杀之气对人的影响。

冬三月，此谓闭藏。水冰地坼，无扰乎阳，早卧晚起，必待日光，使志若伏若匿，若有私意，若已有得，去寒就温，无泄皮肤，使气亟夺，此冬气之应，养藏之道也。逆之则伤肾，春为痿厥，奉生者少。

冬季的调养方案：冬天是生机闭藏的季节，水面结冰，大地冻裂。最重要的养生原则就是收敛、养护阳气，而不要扰动阳气。此季节应早睡晚起，等到日光出现再起床，使神志收敛而不外放。避免严寒之地，而应趋近温暖之所，不要让皮肤开泄而令阳气损耗。

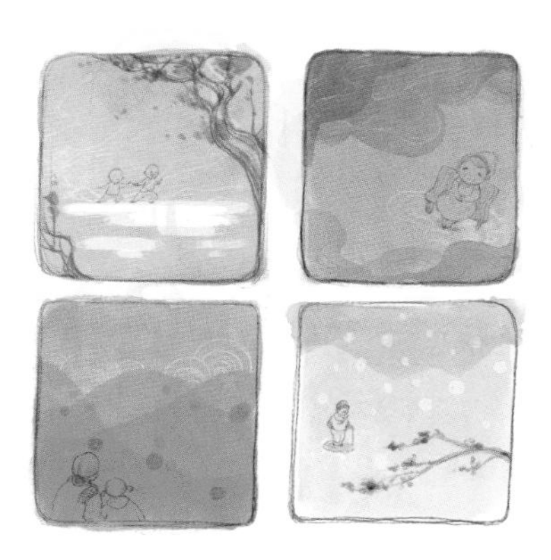

四、久服轻身

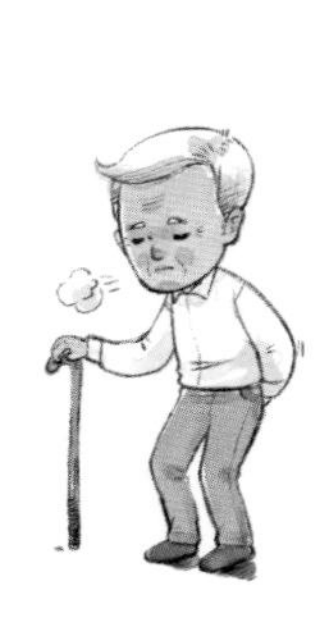
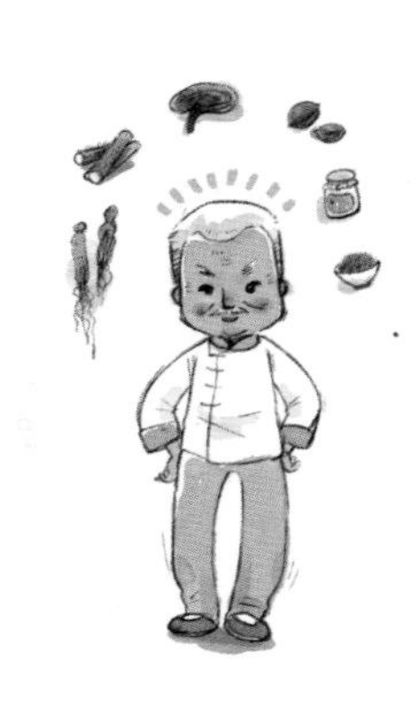

在中医典籍里，尤其是有关延年益寿的中药里，常常可以见到这样的字眼：久服轻身。指的是某些具有延年益寿功效的中药长期服用可以使身体轻快、行动灵活。

老年衰弱与肌少症是以活动能力下降为典型表现的老年综合征，而临床中常常听到老年人抱怨：身体沉重、下肢无力、腿拖都拖不动……事实上，这些症状有可能是老年衰弱与肌少症的前期表现。那么，“久服轻身”的中药是否可以改善老年衰弱或肌少症的症状呢?

事实上，老年衰弱与肌少症以骨骼肌衰减、功能低下为核心病理。“久服轻身”的中药虽说有助于改善身体沉重、乏力、不灵活的症状，但尚且没有科学研究证明这些药物的作用靶点在骨骼肌。即便从现代医学的角度而言，老年衰弱与肌少症的病理机制也尚且没有研究透彻，可能包括线粒体功能障碍、蛋白质代谢失衡、神经肌肉接头异常等，这些都有可能是“久服轻身”的中药改善老年衰弱与肌少症症状的作用靶点，但都有待进一步深入研究。那么，哪些中药具有“久服轻身”的作用呢?

《神农本草经》是中医四大经典著作之一，也是已知最早的中药学著作。全书分为三卷，以三品分类法分为上、中、下三品。其中具有“久服轻身”功效的中药多属于“上品”一类，且兼具延年益寿的功效。常见具有“久服轻身”功效的中药见表11。

表11 常见具有“久服轻身”功效的中药

中药	原文
阿胶	滋补上品、补血圣药，久服轻身益气
麦冬	久服轻身，不老不饥
芝麻	益气力，长肌肉，填脑髓，坚筋骨……久服轻身不老，明耳目，耐饥渴，延年
大枣	主心腹邪气，安中养脾，助十二经。平胃气，通九窍，补少气、少津液，身中不足，大惊，四肢重，和百药，久服轻身长年
山药	补中，益气力，长肌肉，久服耳目聪明，轻身，不饥，延年
黄精	主补中益气，除风湿，安五脏，久服轻身
人参	主补五脏，安精神，定魂魄，止惊悸，除邪气，明目，开心益智，久服轻身延年
远志	主咳逆伤中，补不足，除邪气，利九窍，益智慧，耳目聪明，不忘，强志，倍力，久服轻身不老
枸杞	久服坚筋骨，轻身不老，耐寒暑
鹿角胶	味甘平，主伤中，劳绝，腰痛羸瘦。补中益气，妇人血闭无子，止痛安胎。久服，轻身延年
石斛	主伤中……久服厚肠胃，轻身延年
肉苁蓉	味甘微温，主五劳七伤，补中，除茎中寒热痛，养五脏，强阴，益精气……久服轻身
龙骨	主小儿、大人惊痫，癫疾狂走，心下结气，不能喘息，诸痉。杀精物。久服轻身，通神明，延年
龟甲	主漏下赤白，破癥瘕，痎疟，五痔，阴蚀，湿痹，四肢重弱，小儿囟不合……久服轻身，不饥
灵芝	主耳聋，利关节，保神，益精气，坚筋骨，好颜色，久服轻身不老，延年
菊花	久服利血气，轻身耐老延年
冬瓜	久服轻身耐老
茶叶	味苦寒，久服安心益气，轻身耐老
甘草	主五脏六腑寒热邪气，坚筋骨，长肌肉，倍力，金疮肿，解毒。久服轻身延年
藕实茎	味甘、平，主补中，养神，益气力，除百疾。久服轻身耐老，不饥，延年
核桃	久服轻身益气、延年益寿
冬葵子	味甘、寒，主五脏六腑寒热，羸瘦，五癃，利小便。久服坚骨，长肌肉，轻身，延年
蜂蜜	主心腹邪气，诸惊痫痉，安五脏诸不足，益气补中，止痛解毒，除众病，和百药。久服，强志轻身，不饥不老

需要注意的是，即便是具有“久服轻身”或“延年益寿”的功效，每种中药也都有四气五味的偏性，并兼具其他功效，如果不加选择地使用，反而会导致不可预料的不良反应，因此，需要在专业医生的指导下使用。

五、过犹不及

“五音令人耳聋”这句话源自《道德经》：“五色令人目盲，五音令人耳聋，五味令人口爽，驰骋畋猎令人心发狂，难得之货令人行妨。”也许有人对这句话感到疑惑，鲜艳缤纷的色彩难道不是点缀了生活、带来愉悦的心情？宫商角徵羽五音能陶冶性情，还能疗愈治病，为何令人耳聋？为什么在《道德经》的篇章里，五音、五色竟然成了健康的阻碍？

在老庄的哲学思想中，少思寡欲才是养生之道，因而有“恬淡虚无，真气从之，精神内守，病安从来”。“五色令人目盲”，五色不是指五种颜色，而是过多地通过眼睛接收的外来刺激。人们常常沉浸在刷屏中不能自拔，一眨眼间几小时就过去了。长时间刷屏不仅会扰乱人的神思，更会对视力造成实质性的损害。黄斑是人眼视网膜在接近眼球后极部分的一浅黄色区域，是高敏锐度视力的基础。黄斑的密度，本身就会随着年龄的增长而减少，而黄斑过度暴露于屏幕发出的蓝光也可致黄斑退化、早衰，进而使视力下降，造成不可逆的损伤。

“五音令人耳聋”泛指嘈杂的、喧嚣的声音，抑或是靡靡之音，会造成听力损伤。传统音乐养生的意境是“轻、微、淡、远”，体现出疏淡、宁静、旷远的生命追求，因而与繁复的、炫技的声音有本质的区别。“五味令人口爽”，饮食之物的确可以满足口腹之欲，然而饮食过度或者嗜好“肥甘厚味”则会成为代谢性疾病、心脑血管疾病的诱因。“驰骋畋猎令人心发狂”，指在山野间奔袭围猎会振奋人心。现代社会中围猎已经不再是常规的娱乐消遣活动，但其实有更多“令人心发狂”的娱乐项目：

极限运动、密室逃脱……这些项目在给参与者带来刺激的同时还会导致参与者过度兴奋，尤其不适合中老年人。

对“五色令人目盲，五音令人耳聋，五味令人口爽，驰骋畋猎令人心发狂，难得之货令人行妨”这段话的理解可以看作是过犹不及。本来有益或有乐趣的事物如果走向极端，反而会生出诸多弊端。尤其是人到了老龄阶段，应以收敛神思、少思寡欲为宜，过度激动有诱发心脑血管事件的风险。“恬淡虚无，真气从之，精神内守，病安从来”，当一个人减少欲望和外来刺激，回归生命本真状态时，气脉流通、环周不休，遵照十二经脉顺序运行，能减少精神向外耗散而更多关照自身，可以很大程度减少疾病的发生。

在传统的观念里，什么样的“五音”才是滋养生命的？“调素琴，阅金经，无丝竹之乱耳，无案牍之劳形”，此处的“素琴”即是“古琴”，而非“丝竹”等其他乐器，琴中有静气、琴中有乾坤、琴中有太古、琴中有天真，既可以表达“平沙落雁”的静定安然，又可以表达“秋水”般旷达的智慧。此“五音”才是文化命脉的传承与生命的滋养。

六、顺其自然

“顺其自然”出自《灵城精义》，意思是顺着事物本来的性质自然发展。同时，“顺其自然”也是道家崇尚的最高境界，是道家在“道法自然”观念下的处世原则。这一核心原则也融入养生观念中，成为指导人们日常生活保健的重要原则。

自然孕育万物，有“生、长、化、收、藏”的规律；万物终其一生，有“生、长、壮、老、已”的规律；在生命的旺盛时期如夏花般绚烂，而在生命的后半期如秋叶般静美。衰老与死亡是生命不可避免的历程，面对“老”和“已”树立坦然的、积极的观念也是实现健康老龄的一部分。

对于老年人来说，“顺其自然”包括了以下方面的含义。

首先，随着年龄增长，身体状况、心理状况都在发生一系列的变化，因而行为、举止也有相应的调整。对于衰老及伴随而来的疾病，应该是接纳的态度。衰老的机体也需要得到更多的关爱，但某些老年人“不服老”，反其道而行之，造成了不必要的健康损害；某些老年人不接受“生病的事实”，拒绝承认患有“糖尿病”“高血压”等疾病，拒绝服用控制血压、血糖的药物，放任疾病及其并发症发生发展，导致一系列不可逆的后果；还有一些老年人因为身体机能下降、疾病缠身而情绪低落，甚至产生抑郁、焦虑的情绪，使得身心状况进一步恶化。其实，接纳“衰老”与“疾病”也是必要的生命态度，顺应衰老变化、采取相应的措施养护自身，使机体可以达到“低水平稳态”和“与病共存”的状态，同样可以保证较高的生活质量。

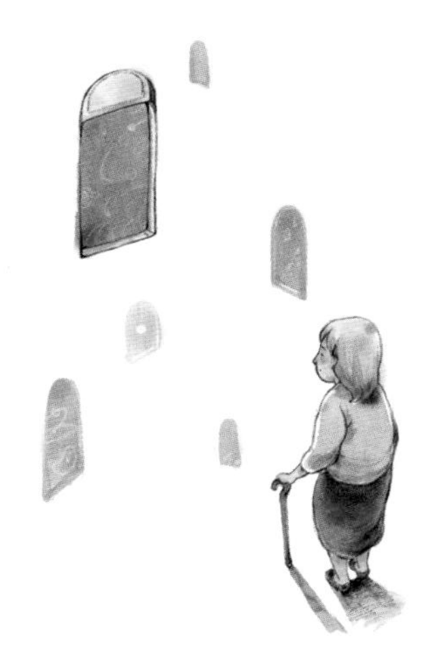

其次，某些老年人“太刻意”地进行养生保健，为日常生活设置了诸多的“条条框框”，力求达到更长的寿命。例如，有的老年人严格遵照自己制订的忌口原则，绝对不吃肥肉，甚至不吃肉。在本书中，我们反复强调摄入蛋白质对预防老年衰弱、肌少症的重要性，肉食是提供蛋白质最常见的来源，长期茹素的老年人摄入蛋白质不足，易发生营养不良、免疫力低下、肌量减少及活动能力下降。还有的老年人为了追求长寿，每天服用大量的营养补充剂、保健药物、补虚中药，甚至认为吃这些比吃饭更重要。事实上，一日三餐摄入的营养素才是健康的根本。保健意识很重要，但“太刻意”反而会成为健康老龄的一大阻碍。曾经有媒体采访一位百岁老人，询问她的“长寿秘诀”，老人回答“百无禁忌、浅尝辄止”。每个人需要在漫长的一生中找到适合自己的保健方法，但给自己设置太多“桎梏”是没有必要的。

最后，是需要家属知道的“顺其自然”观念。有的老年人生命已经临近终点，但是家属放不下、舍不得，刻意加以挽留，不放弃任何一种激进的、有创的、先进的医疗措施，这不仅会无谓消耗医疗资源，还会延长老年人痛苦的时间。健康的生命观是追求“健康寿命”而不是低质量的“生存时间”。顺其自然，懂得在恰当的时刻放手，也是对生命的尊重。

七、做“元气老人”

人们对“元气少女”耳熟能详，它指的是充满活力的女生。但大部分人还没有听说过“元气老人”吧？这又是什么意思呢？

其实，“元气”在中医学里是一个重要的概念。“元气”禀于先天，藏于肾中，有赖后天精气以充养，维持人体生命活动的基本物质与原动力，主要功能是推动人体的生长和发育，温煦和激发脏腑、经络等组织、器官的生理功能。

随着年龄的增长，学识不断进益，但是“元气”与生俱来，不会与日俱增，反而会日益减少，就会导致各种老年虚损性疾病或病理状态。临床中表现为乏力、瘦弱、虚寒、腰膝酸软、四肢痿弱、免疫力低下，尤其是遭遇疾病、创伤等打击以后的恢复能力明显减退。保护自身的“恢复能力”，也是避免衰弱发生、保障健康老龄的根本。那么，怎么呵护自身的“元气”，做“元气老人”呢？

第一，“道法自然”。“人法地，地法天，天法道，道法自然”，古老的哲言告诉人们要遵循规律，日出而作、日落而息，春夏养阳、秋冬养阴。日常行为举止符合天地运行规律，不做违背天地运行规律的事情，是养护“元气”的基本原则。

第二，“避寒就温”。“阳气者，若天与日，失其所则折寿而不彰”，“阳气”之于人体的重要性不言而喻。若贪凉饮冷、薄衣少被，使寒气袭人，必然损耗元气而留下病根，因此，饮用温水、少食寒凉、适度添加衣物都是有必要的。此外，在阳气衰弱的时期采用灸法等温补元阳也十分有

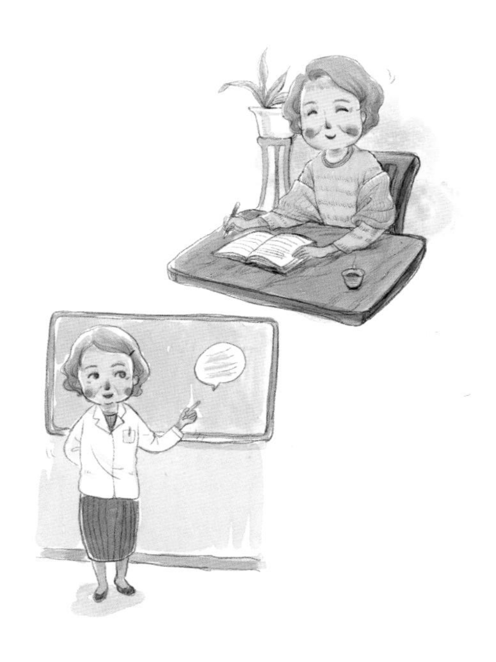

助益。

第三，“少私寡欲”。老龄阶段是生命“生长壮老已”的后期阶段，宜收敛神思、减少欲望。“五色令人目盲，五音令人耳聋”，过度地追求外来刺激会增加身体元气的消耗，少私寡欲、恬淡生活才是长久之道。

第四，“调养脾胃”。“肾为先天之本，脾为后天之本”，“先天元气”与生俱来、日益减损，唯有通过“后天”健运脾胃、增加精微营养物质摄入，以化生气血、填补“元气”的亏损。保证合理的饮食结构，采用更易消化吸收的烹饪方式，都是“补益后天”的好方法。

第五，“补益肾气”。中医有很多补益肾气的方法，如传统功法“易筋经”“八段锦”，尤其是“太极桩功”，其简便易学的姿势即可升发阳气、固本培元，使人神清气爽、精力充沛。此外，中医还有很多补益肾气的方药，如“肾气丸”系列，但是每个人的体质有所差异，如果不加区别地自选补肾药物，可能会适得其反。如果认为有补益肾气的必要，务必由专业医生开具处方用药。

八、尽终其天年

自古以来，人们就有追求长寿的美好愿望。古人提出“尽终其天年”，意思是完整的人生要活到“天年”，然而什么是“天年”呢？

《素问》指出：“形与神俱，而尽终其天年，度百岁乃去。”“天年”源自《黄帝内经》，即天赋的年寿，也就是自然寿命，此处的百岁当为约数。《灵枢》也提到人寿为百岁，如“人之寿百岁而死”“百岁乃得终”“百岁……形骸独居而终矣”。王冰注《素问》引《尚书》言：“一曰寿，百二十岁也。”王充在《论衡》中也言：“百岁之寿，盖人年之正数也。犹物至秋而死，物命之正期也。”

现代研究从人类成熟期、细胞分裂次数等不同方法计算，得出人类自然寿命为 120 岁左右。西德著名学者 H. Franke 在 1971 年提出：“如果一个人既未患过疾病，又未遭到外源性因素的不良作用，则单纯性高龄老衰要到 120 岁才出现生理性死亡。”按美国学者 Leonard Hayflick 等提出的衰老程序学来计算，人类的寿命上限应为细胞分裂次数（50 次）× 细胞分裂周期（约 2.5 年），因此人的寿命上限为 120 岁左右，这与《黄帝内经》所说的“春秋皆度百岁，而动作不衰”的数限十分接近。

古人早已描述如何实现“尽终其天年”，如“上古之人，其知道者，法于阴阳，和于术数，食饮有节，起居有常，不妄作劳，故能形与神俱，而尽终其天年，度百岁乃去”。懂得“道”并且知行合一即可能终于“天年”，那么什么是“道”呢？《道德经》言“人法地，地法天，天法道，道法自然”。道，即事物发展变化的规律，《重广补注黄帝内经素问》

载“阴阳者，天地之常道”。《黄帝内经》言“其知道者，法于阴阳，和于术数”，即知道天地万物发展变化规律的人，往往能够顺应天地万物阴阳变化的规律来调养身体。如《黄帝内经素问集注》曰“饮食有节，养其气也”，即要做到饮食有节制，不要偏食，不要过饥过饱，以养气；“不妄作劳，养其精也”，即应劳逸得当，避免过劳过逸，以养精；“起居有常，养其神也”，即要做到作息有规律，顺应自然四时之变，以养神。

沧海桑田，时过境迁，现代社会的生活方式不但与实现“天年”的条件不符，反而与《黄帝内经》“半百而衰”的描述相近，即“以酒为浆，以妄为常，醉以入房，以欲竭其精，以耗散其真，不知持满，不时御神，务快其心，逆于生乐，起居无节，故半百而衰也”，以消耗为主的生活方式很难达成“天年”，故“健康老龄”或许才是更切合实际的目标。

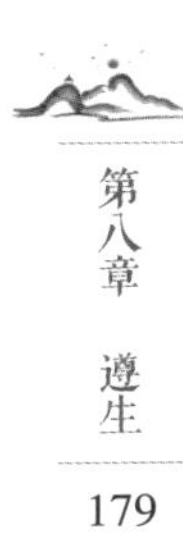

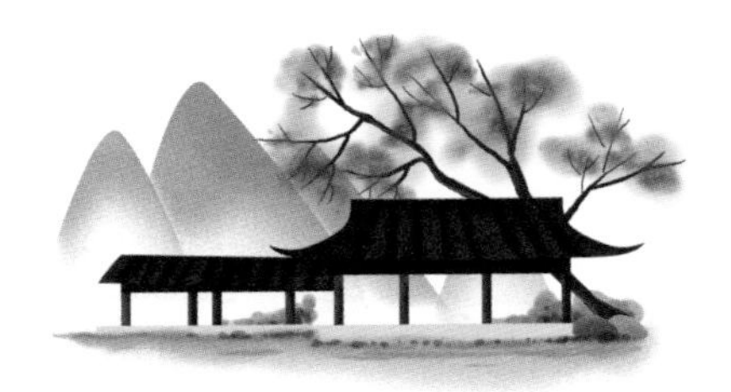

九、古书中“生肌”是什么意思？

老年衰弱与肌少症的病理是围绕着骨骼肌发生的，因而防治老年衰弱、肌少症的靶点也在于骨骼肌。中医有个专有的术语：生肌。顾名思义，指的是长出新肉组织。这一医学术语常出现在中医外科的古籍中，如《医宗金鉴》生肌类方中有云：“生肌定痛散。此散治溃烂红热、肿痛有腐者；用此化腐、定痛、生肌。”

那么，古人所用的“生肌”中药是否有助于改善老年衰弱与肌少症呢？实际上，在浩如烟海的中医典籍中记载着诸多具有“生肌”功效的中药，而有趣的是，这些中药甚至不属于同一个功效门类。具体如下。

黄芪：该药具有健脾补中、升阳举陷、益卫固表、利尿消肿、托毒生肌、补血活血之功用。黄芪主要通过补益气血、扶助正气而具有托毒外出、生肌敛疮的功效。在《医宗金鉴》托里透脓散中，与人参、当归、升麻、白芷等品同用。

丹参：《日华子诸家本草》中记载丹参的功效为“养神定志，通利关脉。治冷热劳，骨节疼痛，四肢不遂；排脓止痛，生肌长肉；破宿血，补新生血”。丹参在临床应用中对骨骼肌的作用还有待进一步观察和研究，但其改善肌组织血流灌注可能是其潜在的作用机制。

天花粉：《日华子诸家本草》记载天花粉的功效为“通小肠，排脓，消肿毒，生肌长肉，消扑损瘀血。治热狂时疾，乳痈，发背，痔瘘疮疖”。天花粉对骨骼肌的作用也有待于进一步研究与观察，古籍中记载的生肌作用更多体现在治疗痈疮时清热解毒、托毒排脓。

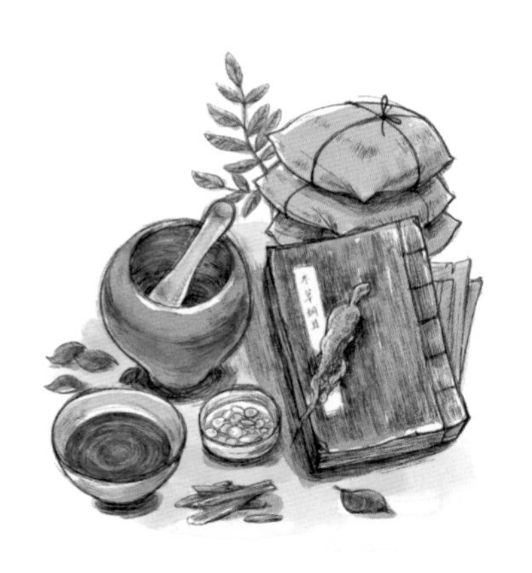

鹿茸：该药具有补肾阳、益精血、强筋骨、固冲任、托毒生肌的功效。鹿茸通过补肾阳、益精血的作用而达到托脓毒外出之功效。与补火助阳、益气养血的附子、黄芪、当归等药配伍，适用于疮疡已成而正虚毒盛；也可在疮毒后期脓水清稀、溃久难敛时研末后外用，以生肌敛疮。

白及：该药具有收敛止血、消肿生肌的功效。其寒凉苦泄，能消散痈肿，又味涩质黏，能敛疮生肌，为外疡消肿生肌的常用药，内服与外用皆宜。

血竭：该药具有祛瘀定痛、止血生肌的功用。《新修本草》记载其“主五脏邪气，带下，止痛，破积血，金疮生肉”。

除此之外，煅龙骨也具有敛疮生肌的功效。

由此可见，虽然很多文献中都有“生肌”这一术语，但是其内涵差异非常大。大部分药物的生肌作用体现在疮疡中期的托毒生肌以及疮疡后期的敛疮生肌，这与老年衰弱和肌少症的病理机制有较大差异。因此，不可错误地认为具有生肌功效的中药都可以缓解老年衰弱与肌少症，即便是在临床中常用的黄芪等益气、健脾、生肌的药物，也尚需进一步研究其防治老年衰弱与肌少症的潜在机制。事实上，除具有“生肌”标签的中药外，还有许多其他的中药有助于改善乏力、虚劳、消瘦等，都是未来老年衰弱、肌少症干预研究的方向。

十、艾灸补虚

艾灸，是用艾叶制成的艾条、艾炷，产生的艾热刺激人体穴位或特定部位，通过激发经气的活动来调整人体紊乱的生理功能，从而达到防病治病的目的。艾灸被广泛地用于临床理疗及日常生活中的自我保健，依艾灸器具分，艾灸以随身灸、盒灸、悬灸、穴位贴灸等为主，以穴位不同，艾灸分为足三里灸、神阙灸、气海灸、关元灸、大椎灸、风门灸、身柱灸、膏肓灸、涌泉灸等。除此之外，还有在特定节气施灸的三伏灸及三九灸等。

艾灸选穴依据疾病发生相关脏腑系统的不同而有所区别，如先天禀赋在于脾土不足，则可选取足三里、中脘、建里等；如肺系久病则以肺俞、气海、丰隆等为宜；如因久虚久病，虚损及肾，则可选择肾俞、命门、神阙等施灸。本书中主要讲述老年衰弱的中西医防治，因而，本部分重点介绍补虚常用穴位。

气海，为任脉穴，在下腹部前正中线上，位于脐中下1.5寸。《普济方》卷十三中记载：“脏气虚惫，真气不足，一切气疾，久不瘥者，灸气海。”一切脏腑之气虚损，真气不足，病久正气耗损，皆可灸气海。

肾俞属足太阳膀胱经穴，位于第2腰椎棘突下，旁开1.5寸。《普济方》卷十三中记载：“治五脏虚劳……穴灸肾俞五十壮。老小损之。若虚冷者，可至百壮，横三间寸灸之。”治疗五脏虚劳损伤，可在肾俞穴艾灸五十壮，若下焦虚冷者，可灸至百壮，两侧肾俞穴连线的三寸皆可灸。

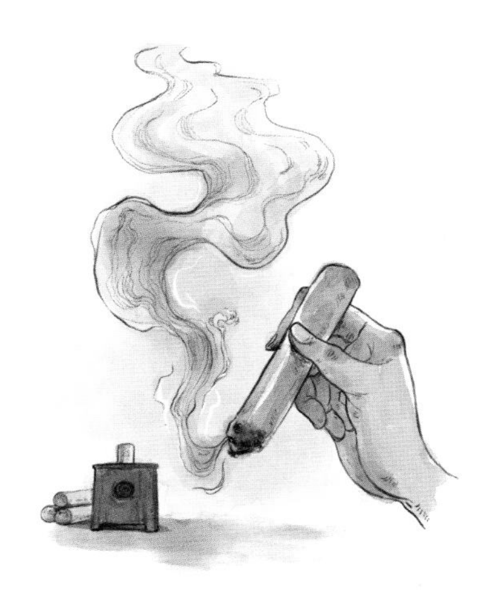

膏肓属足太阳膀胱经穴，位于第 4 胸椎棘突下，旁开 3 寸。《普济方》中记载："治羸瘦虚损，梦中失精，上气咳逆，发狂健忘等疾，穴膏肓俞。"治疗身体羸弱瘦削，诸劳虚损，梦遗失精，虚喘咳逆，虚证癫狂等，可选膏肓施灸。

中脘位于"上脘下一寸，脐上四寸，居心蔽骨与脐之中"，为八会穴之腑会，又为脾之募穴。王执中在《针灸资生经》中载："凡饮食不思，心腹膨胀，面色萎黄，世谓之脾胃病者，宜灸中脘。"

神阙居脐中，"脐通五脏，真气往来之门也，故曰神阙"。神阙又名"气舍"，属任脉之要穴，通督、冲、带脉，为先天化生精气之源。脐部皮肤较薄，临床上此穴只灸不针，灸神阙具有温补元阳、健运脾胃、回阳复苏、益气固脱的功效。

关元在前正中线任脉上，脐下 3 寸处，是任脉与足三阴经的交会穴，具有培肾固本、补益元气、回阳固脱的作用，是传统艾灸选取的用于强壮保健的要穴。

艾灸虽好，但也有禁忌，如阴虚体弱之人，筋骨本失濡养，若用灸法，则津液受损更甚，加重阴虚，故应慎灸；若灸后出现口燥咽干、烦躁不安者，须暂停用灸；此外，在人体过劳、过饥、大渴、大汗、醉酒时亦忌用灸。艾灸时注意用火安全，防止皮肤烫伤。

第九章

健康老龄新观念

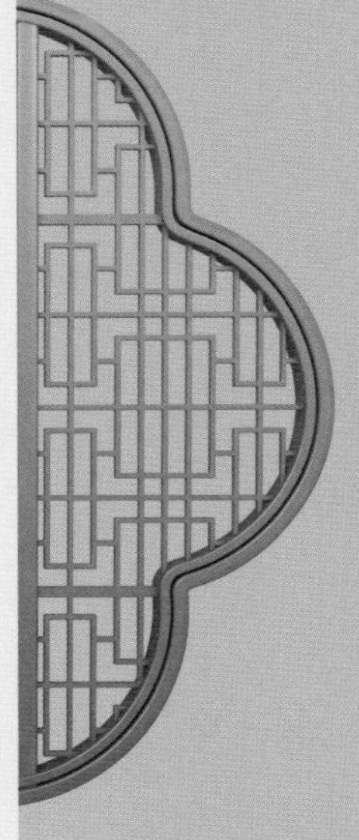
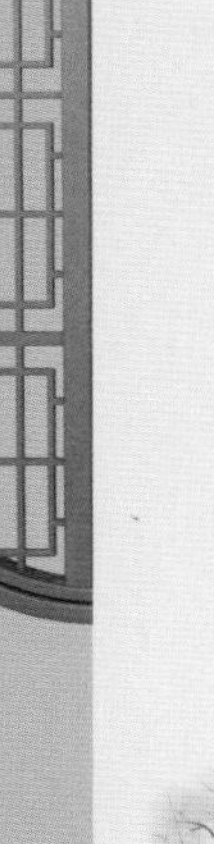
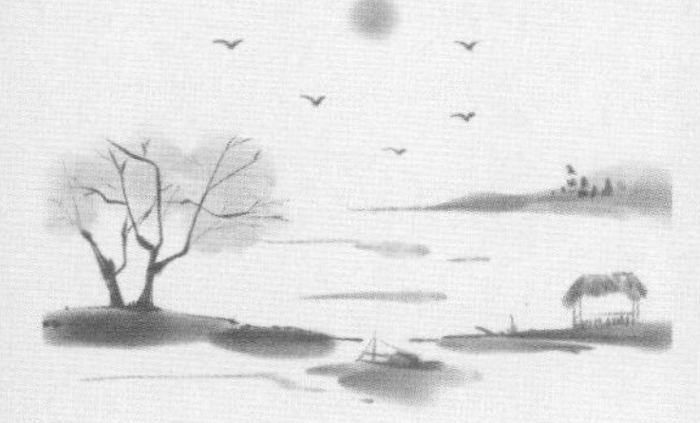

一、老年人内在能力

2015 年，WHO《关于老龄化与健康的全球报告》指出，健康老龄化的目标是帮助人们发展和维护老年健康所需的功能发挥。与时俱进的老年医学始终关注生命历程中个体基本功能的维护，其发现内在能力下降往往先于功能衰退，早期识别及进行个体化干预具有重要的临床意义。

内在能力是实现健康老龄化的关键，指个体在任何时候都能动用的全部体力和脑力的总和。从功能的角度来看，内在能力是健康预后的一个强有力的预测指标。随着内在能力的下降，老年人出现衰弱、失能、依赖照护及死亡等不良结局的风险明显增加。

老年衰弱与老年内在能力是两个密切联系但又有差异的概念。老年衰弱是一种老年综合征，其中个体生理系统的逐渐衰退使个体更容易受到外来压力的影响，并增加不良健康结果的风险。内在能力反映个体生理储备情况，处于动态变化中，其轨迹可提供关于整个生命周期的信息。临床医生可以在出现内在能力下降的临床表现前，采取干预措施并评估干预措施的有效性，最终实现健康老龄化。内在能力在预期寿命的中位年龄即开始下降，长期动态监测内在能力适用于社区高龄老年人。

2017 年及 2019 年，WHO 分别发布了《老年人整合照护：社区采取干预措施处理老年人内在能力下降问题指南》和《初级保健中以人为本的评估和路径指南》，推荐社区高龄衰弱老年人使用老年人整合照护筛查工具进行内在能力的初步筛查，主要包括 5 个维度：运动能力、活力 / 营养状态、认知状态、心理状态、感知觉。

首都医科大学宣武医院老年医学科研究团队在《英国医学杂志》上发表的一项新研究显示，我国 39.9% 的老年人在运动、认知、活力、感官和心理等方面的内在能力有所下降。研究采用中国老年健康综合评估研究的数据，调查了全国 5 823 位 60 ~ 98 岁的社区老年人，发现其中 2 506 人存在至少一方面功能的下降，具体为运动功能下降 17.8%，感官功能下降 14.2%，活力下降 12.6%，心理功能下降 12.2%，认知功能下降 11.1%。排除社会人口学、生活方式和疾病等影响因素，内在能力明显下降的老年人出现衰弱、跌倒、骨折、行动不便等的风险较无内在能力下降的老年人显著升高。也就是说，内在能力下降的老年人更有可能出现机体功能障碍，也就是失能。

WHO 健康老龄化的新护理模式，从以疾病为中心转为以内在能力为中心，展开对个人轨迹的纵向观察，其目标是实施积极和个性化的干预措施，改善老年人的功能状态，实现健康老龄化。

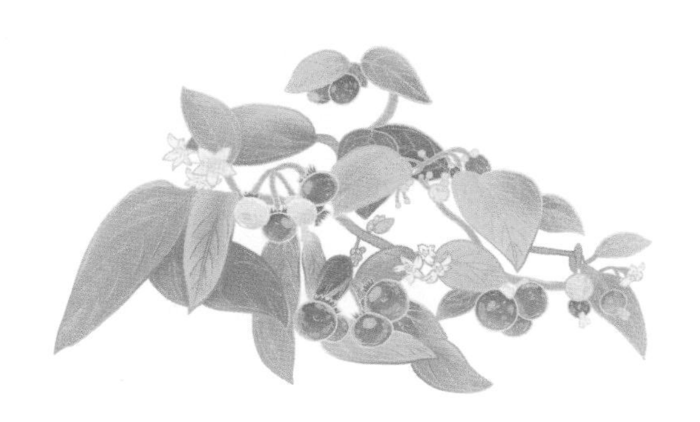

二、成功老龄化

在普通人的观念中，衰老是一件不可逆转的、无可奈何的、伴随着多种慢性疾病和身体不适，甚至有点哀伤的事情。那么什么才是“成功老龄化”呢?

成功老龄化这一概念最初是由哈维伯斯特于1961年提出，指的是“个体所能达成的最为满意和幸福的状态”，是“为岁月增添生命”的关键性策略。随着对老龄的深入认识，在过去30年中产生了100多种成功老龄化的定义。围绕着什么是成功老龄化、成功老龄化的标准是客观还是主观的、成功老龄化是否具有文化差异、成功老龄化是否适用于失能与困境中的老年人等问题，学者们展开了广泛而深入的讨论。

较早的麦克阿瑟模式将成功老龄化等同于无疾病或避免失能，但这显然不能概括幸福晚年的全部内涵。1997年，成功老龄化的内涵得到了拓展，包含以下3个要素：避免疾病和失能；维持良好的生理和心理功能；持续的社会参与。目前，学者普遍认同的模式是“生物－心理－社会模式”，从客观成功与主观成功两个方面全面阐释成功老龄化的内涵。这就意味着，成功老龄化不仅是生理上客观的健康状态，同时还包含对生活的控制感、自我效能感、有效的应对策略、适应及主观幸福感等。事实上，在不同的文化背景下，对成功老龄化可能有差异性的解读。例如，在西方观念中，成功老龄化与自立和独立生活的能力相关，而亚洲文化背景下的人们则将家庭满足自己的需要视为成功老龄化的标志之一。疾病和（或）失能是大部分老年人不可避免的、伴随老龄的结局，是否可

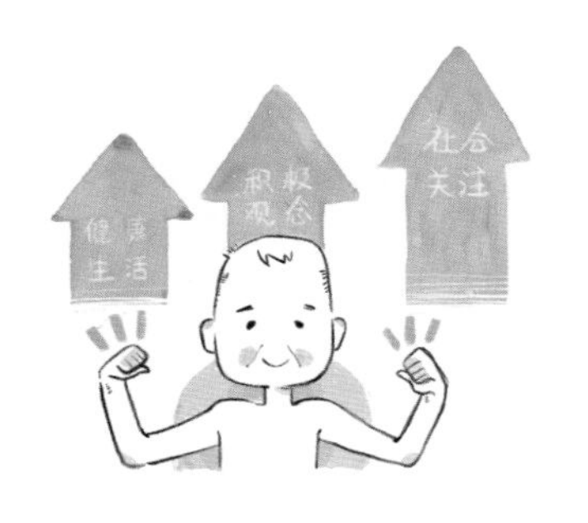

以认为大部分人都无法实现成功老龄化呢？事实上，部分专家认为避免疾病与失能是成功老龄化的重要组成部分，但成功老龄化是一个拥有客观标准的主观价值判断。对于失能老年人来说，成功老龄化可被理解为在失能情境下使用心理、社会支持和健康照顾资源使个体有着与其个人价值相一致的生活。

目前，成功老龄化是国家应对老龄化社会的重要战略，是维护国家安全和社会和谐稳定的重要举措。我国学者根据国情制定了适合我国老年人的成功老龄综合评估工具。成功老龄综合评估常用工具包括日常生活活动能力评定量表、简易精神状态检查量表、老年抑郁量表、社会功能缺陷筛选量表、幸福量表、心理弹性量表等；以及能够体现出成功老龄连续性变化的专用量表：14 条目和 20 条目的成功老龄量表，国内的成功老龄化多维度评估量表。后者从慢性疾病控制情况、躯体功能、认知功能、社会功能、主观幸福感 5 个维度进行评估，具有良好的信效度。

对于普通人来讲，达成成功老龄化需要注意3个层面：第一，积极进行健康储备行为，培养健康的生活方式，积极进行疾病的预防和治疗；第二，改变传统的、消极的老龄观念，积极探索老龄阶段新的意义和价值，开启新的人生历程；第三，提升全社会对老年人群的关注度，从政策法规、道德文化、设施建设等多个层面完善社会支持网络建设；第四，建设老有所养、老有所乐、老有所求、老有所进、老有所用、老有所立、老有所成的健康老龄化社会，帮助个体达成“安养、乐活、善终”。

三、老龄歧视

现代社会，我们经常听闻“性别歧视”“种族歧视”，并且制定了相应的法律避免“歧视”发生。然而，伴随老龄化社会到来的“老龄歧视”却没有引起足够的重视。老龄歧视，是指一种认为老年人是生理或社会方面的弱者，并因此而歧视老年人的观点，源自持有人对老年人的刻板印象。这个词最早由美国老年学家罗伯特·巴特勒于1969年提出，用来描述针对老年人的歧视，与性别歧视、种族歧视归纳在同一模式下。

人们认为年龄歧视主要发生在职场，老年人很难找到合适的岗位。这是社会现实，但这种观点也是片面的。近年来，由于经济周期的影响，全球产业链重塑，国内的就业形势十分严峻。35岁以上的年轻人甚至都难以找到满意的工作，更不要说老年人了。延迟退休已经是必然的趋势，这一现象在全球并不陌生，尤其是比我国先进入老龄化社会的国家和地区，如欧美国家、日本、新加坡等，65岁以上的老年人仍然活跃于劳动力市场，持续发光发热、贡献社会。新加坡规定，从2022年7月1日起，退休年龄从62岁延长至63岁，重新雇佣年龄从67岁延长至68岁；到2030年，退休年龄逐步延长至65岁，重新雇佣年龄逐步延长至70岁。1967年，美国就禁止招聘年龄歧视；俄罗斯的居民就业法明文禁止雇主在招聘启事中列出年龄限制；英国甚至禁止有年龄暗示的字眼；德国在2010年就颁布实施禁止年龄歧视法，还鼓励老年人“半负荷就业”。有学者提出，我国在人口老龄化、延长退休年龄的大背景下，亟待建立相应法规消除“年龄歧视”，实现人力资源市场公平竞争的就业环境，让男女老少都有平等的就业机会。

事实上，老龄歧视在社会生活的各个方面都有体现。例如，老年人常常有各种各样用现代医学难以解释、难以解决的身体不适，如原因不明的疼痛、乏力、汗症、怕冷等，有的医生可能简单地回复："您都这么大年纪了，还指望什么呢？"这种答复显然不能让老年人满意，且容易让老年人产生低落的情绪。还有些老年人存在听力障碍、表达障碍、医疗诉求不被重视、难以参与医患共同制订医疗决策等问题。在临床实践中，医生应尽力照顾老年人的各种个体化需求，制订适当的治疗方案。尽管在面对多种与年龄相关的疾病及退行性改变时，现有的医药无法治愈，但控制疾病、对症处理、缓解不适、多倾听老年人的诉求、加强沟通与安慰是十分必要的。同时，中医药干预老年慢性疾病及病理状态也具有显著的优势，是值得尝试的补充替代治疗方法。除此以外，老年人被陪护虐待的报道时有发生。对于老年人来说，也渴望其梦想、追求与价值观得到充分的尊重，这就需要整个社会合力打造健康的老龄化社会，同时政策法规正确引导也是十分必要的。

加州大学旧金山分校的老年医学专家和医学教授路易斯·阿伦森博士在她的著作《老年生活》中呼吁以一种全新的态度面对老年人，老年人将被视为"不同于"青壮年，而不是"低于""弱于"青壮年。衰老方面的专业知识需要得到全社会的充分重视，而不是忽视，老年人也同样需要被尊重，而不是被歧视。"健康老龄""乐享银龄""鎏金岁月""成功老龄"……老龄生活也可以很精彩。

四、什么是复原力?

复原力，又称为恢复力或弹性。最初，复原力作为人格特征之一，是有效协商、适应或管理压力或创伤的动态过程。后来，复原力被定义为与压力源动态相互作用的能力和特征的组合，允许个人恢复、成功应对，并在高水平的压力或逆境中发挥高于正常水平的功能。近年来，复原力是老年医学中评估老年状态的名词，某些学者甚至认为可以用复原力代替衰弱动态地评估老年人的修复能力。

本书围绕衰弱的识别与干预展开，并在前文中通过多个角度阐述衰弱的识别与干预。目前衰弱已经被广泛使用，它作为一种特定的表型或脆弱性增加状态的反映，与非刻意的体重减轻、乏力感、握力减弱、行走速度减慢和体力活动降低相关。除表型理论外，也有学者认为衰弱是一个缺陷积累的过程。无论衰弱是作为一种状态还是一个过程，它都会对复原力产生负面影响。

复原力并不是衰弱的反义词，二者是紧密地联系在一起的。将衰弱和复原力之间的关系概念化的一个有用的方法是，衰弱可以被认为是在轻微压力事件之后对健康重大变化的脆弱性，而复原力则是指个体在压力事件之后的适应和反弹能力。事实上，复原力和衰弱之间是负相关的。促进复原力的因素，包括身体健康、自我意识、社会归属感、自信和利他主义，这些因素与减少衰弱的因素重叠。一些研究表明，复原力良好的老年人，与其良好的心理状态、积极衰老、健康的生活行为和低炎症生物标志物水平有关，所有这些都是对抗衰弱的重要保护因素。

某些研究试图早期发现潜在的老年衰弱与复原力缺失。爱尔兰老龄化纵向研究（TILDA）中，O'connel 等人对 4 334 名社区老年人进行了有趣的横断面调查，调查显示虚弱表型与生理复原力下降之间的联系，包括从躺姿转为站立时血压下降和心脏恢复的情况。复原力的下降被证明会增加 2 年内摔伤的风险。

事实上，复原力不仅是生理或心理修复的范畴，环境、人际网络与社会支持等也发挥着巨大的作用。例如，个人的经济状况、教育背景和资源、生活环境等都有助于适应能力和在逆境中“反弹”的能力。

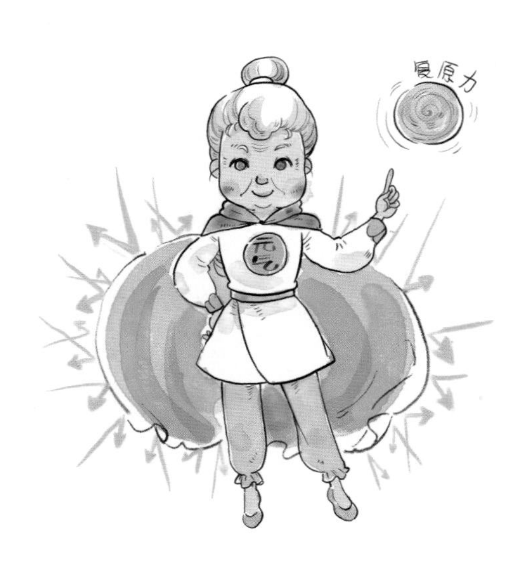

五、有产出的老龄

“无为”源自老庄的哲学思想，“无为”并不是指什么也不做，而是顺应自然的变化规律，使事物保持其天然的本性而不人为做作。

大部分人退休以后进入老龄阶段，脱离了工作环境即感觉失去社会价值，即使帮衬儿女照看家事也不能获得相应的成就感。老龄似乎与“无所作为”联系在一起，并且也成为社会普遍共识。很多人认为辛苦劳作一辈子，到老安享晚年、清闲自在也是应该的。这确实代表了一部分人的想法，但也不能掩盖某些老年人继续精彩的想法与事实。

西方社会有一个比较新的观念“productive aging”，意为“Productive aging is an approach that emphasizes the positive aspects of growing older and how individuals can make important contributions to their own lives, their communities and organizations, and society as a whole”。翻译过来即有成效的老龄，亦即是充分认识老龄过程中积极的方面及个人如何为自己的生活、社区和组织、整个社会作出重要贡献的方法。这一概念有助于促进和优化老年人就业、鼓励老年人健康和积极地生活、降低社区参与和终身学习的障碍以及支持护理。晚年从事生产活动是减缓内在能力下降导致功能减退的有效途径。

目前，世界上很多国家都在推进延迟退休的政策，这是应对老龄化社会不可避免的措施。延迟退休促使人们不得不重新规划职业生涯与老龄生活。那么，在这种形势下如何认识“有产出的老龄”呢？

首先，对于某些技术性或创造性的工作，如中医师、作家等，伴随增龄的是经验的积累和学识的日渐丰富，因而老龄并不是这类人群继续从事技术型工作的阻碍，反而是一种财富，完全可以实现有产出的老龄。

其次，有产出的老龄并不等同于持续以劳动获取回报。部分老年人积极投身公益事业，持续为社区、社会贡献自己的力量，协助构建相互支持的社会，在此过程中获得社会认同感，同时也延缓自身内在能力的衰退。

最后，在漫长的职业生涯中，很多人搁置了个人的兴趣爱好，而在老龄阶段，有条件的老年人可以重拾兴趣，继续年轻时候未完成的梦想，以丰富体验、完满人生。例如，摩西奶奶其实是贫穷农夫的女儿，在 76 岁时因关节炎不得不放弃刺绣，开始绘画。在她 80 岁即 1940 年时在纽约举办个展，引起轰动。如今，摩西奶奶的作品在世界各地的博物馆都有展出。在其二十多年的绘画生涯中，她共创作了 1 600 幅作品，其清新鲜明的绘画风格让人们如沐春风。

应积极乐观地面对老龄，在条件允许的情况下争取实现“有产出的老龄”，但同时也要遵从老龄的规律，不勉强自己去做违背规律的事。有趣的是，关于“无为”的完整表述是“无为而无不为”，因此老龄并不是“有成效”的枷锁，而是“无不为”的阶段，所以老年人可以进行有益的尝试与探索，在生命的后半段书写精彩与不悔。

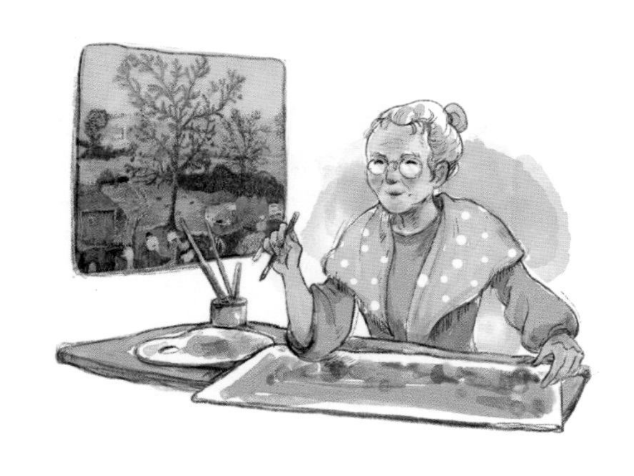

六、清除衰老细胞

有史以来，长生不老都是人类的梦想，相对来说，延缓衰老或对抗衰老则是更为现实和可以达成的目标。科学家们探索衰老发生的机制，包括基因组不稳定、干细胞耗竭 / 功能障碍、端粒和表观遗传变化、蛋白质稳态失调、营养感应改变、线粒体功能障碍、细胞间通信改变、慢性低度炎症、组织纤维化、微生物组失调和细胞衰老。

一种新的观点认为：衰老细胞及其分泌产生的“衰老相关分泌表型”是组织老化及各种老龄相关慢性疾病的病理基础。1961 年，海弗利克（Hayflick）和穆尔黑德（Moorhead）在连续传代培养人类成纤维细胞后首次报道了衰老细胞。衰老细胞处于不可逆的细胞周期停滞状态，正常情况下，衰老细胞产生后的几天到几周会被自然杀伤细胞和其他类型的免疫细胞清除。然而，如果衰老细胞产生速度超过免疫清除的速度，它们会随着个体衰老逐渐积累，同时也会在多种老年慢性疾病的致病部位积累，组织功能会因衰老细胞分泌的许多异常蛋白质而受到损害。

因而，科学家们产生了一个大胆的设想：清除衰老细胞。选择性消除衰老细胞的药物（Senolytics）自 2015 年首次被报道以来就引起了广泛关注。目前，已经有超过 20 个 Senolytics 疗法的临床试验已经完成、正在进行或计划进行，适应证包括糖尿病肾病、阿尔茨海默病、衰弱和特发性肺纤维化等。研究发现，以细胞衰老为靶点的干预措施往往会削弱衰老的基本特征，使得炎症减轻、干细胞耗竭减少、纤维化减少、线粒体功能障碍改善并在一定程度上恢复微生物组平衡。但 Senolytics 疗法的副作用尚不完全清楚，还需要更多时间来论证。

2023年初，一家抗衰老研究公司Altos Labs的研究人员与来自西班牙、中国、日本、美国和卢森堡的国际研究团队，发表了一篇名为“Senescence atlas reveals an aged-like inflamed niche that blunts muscle regeneration（衰老细胞谱系图揭示了老年化的炎性环境对肌肉再生的抑制作用）”的研究论文，该论文刊登在了顶级学术期刊《自然》（*Nature*）杂志上。这项研究围绕着老年衰弱与肌少症的核心靶组织“骨骼肌”展开。研究者发现，随着年龄增长，骨骼肌组织中衰老细胞逐渐累积，组织修复能力逐渐减弱。当研究人员给老年小鼠注射Senolytics时，衰老细胞显著减少，而肌肉力量得到了明显的改善。由此证明，清除衰老细胞可以改善肌肉功能，因而，Senolytics疗法是干预老年衰弱与肌少症的潜在疗法。

靶向衰老细胞的干预方式，不仅可以延缓衰老，还有可能调控老年多病、延长健康寿命，带来巨大的社会和经济效益。未来的研究方向包括努力寻找衡量衰老细胞积累的生物标志物（衰老生物标志物）及在老年人群中测试Senolytics疗法对年龄相关的功能障碍和疾病的预防作用。

七、衰老也会传染？

不同组织、细胞老化速度是有差异的，那些快速老化的组织会加速体内其他组织的老化吗？一个细胞的老化会影响另一个细胞的老化吗？衰老会传染吗？衰老具有传染性，这并不是一个骇人听闻的传说，而是建立在科学依据之上的关于衰老的一种假说。

人们日常所说的传染病是由各种病原体引起的能在人与人、动物与动物或人与动物之间相互传播的一类疾病。衰老的传染性并非指生物个体之间的“传染”，而是指衰老细胞对其周围健康细胞及远端细胞的影响。衰老细胞不再具有分裂能力，从而被免疫系统识别及清除，但如果衰老细胞逃脱了免疫监视或超过清除阈值而逐渐积累，则会通过衰老相关分泌表型参与衰老与多种慢性疾病的发病。如果衰老确实具有传染性，那么这种扩散是局限于邻近细胞还是可能通过体循环扩散到远处的组织呢？

衰老细胞的分泌组已被证明能诱导邻近细胞的衰老。错误折叠的蛋白质的异常积累是细胞衰老的关键特征之一，衰老的细胞可能由于错误折叠蛋白质的异常积累而进入一种功能障碍的状态，使得细胞从一种状态（无聚集物）到另一种状态（聚集物负载）的转换。然后将衰老信号传递给邻近的细胞，衰老过程从一个细胞“扩散”到另一个细胞从而达到“传染”衰老的目的。

衰老细胞除通过对邻近细胞的“传染”作用“传播”衰老外，还可以通过体循环的方式“传播”衰老。2018 年，《自然》杂志刊登了梅奥医学中心衰老研究中心 James Kirkland 教授团队的研究成果。研究者从 6

个月大的小鼠身上取出了一些脂肪祖细胞,利用辐射促使这些细胞衰老，然后再注射给另外的同基因型年轻小鼠。相对少量的衰老细胞（衰老细胞只占了整个身体细胞的 0.01% ~ 0.03%）移植到年轻小鼠体内后，引起了持续的身体功能障碍，并且衰老的细胞扩散到了宿主组织。其后，研究者移植更少的衰老细胞至 17 个月大的老年小鼠体内也有同样的效果，同时存活率大大降低，死亡风险升高了 5.2 倍，这表明衰老细胞能缩短健康寿命。

上述研究表明，即便是少量衰老细胞，也足以加速生物整体衰老的速度，因而，清除衰老细胞理论与疗法成了抗衰老研究领域的热点。上述研究团队使用 Senolytics 疗法清除衰老细胞，研究证明，这一疗法可缓解注入衰老细胞的年轻小鼠和自然衰老的小鼠的身体功能障碍，步速、耐力、握力都有了一定程度的恢复，并将治疗后生存率提高至 36%，同时将死亡风险降低至 65%。清除衰老细胞的疗法在人体临床试验中的有效性与安全性，还需要进一步研究。

因此，科学界所研究的“衰老的传染性”并未引起人们的恐慌，反而提供了延缓与对抗衰老进程的新的干预方向与研究靶点。

八、肠道菌群与衰老

近年来，肠道菌群一直是研究热点。肠道菌群，又称为肠道微生物群、肠道微生物组，是生活在动物消化道中的微生物，包括细菌、真菌和病毒。肠道菌群具有广泛的影响，包括影响定植、抵抗病原体、维持肠上皮细胞、参与代谢、调控免疫功能，甚至通过肠 - 脑轴影响行为。

老年医学专家发现，衰老对宿主及肠道菌群均有影响，而宿主与肠道菌群间的相互作用又可作为一个整体影响衰老进程。在环境方面，肠道菌群的组成和功能受到整个生命周期的短期和长期饮食习惯的影响。随着年龄的增长，食欲下降、牙齿脱落、味觉减退、消化功能下降、必需营养素的吸收减少等，都可能会影响肠道菌群，进而影响健康。

有来自动物模型的数据表明，与年龄相关的肠道菌群失调会导致过早死亡。当中年鳉鱼补充年轻的肠道菌群时，它们的寿命延长了。黑腹果蝇体内衰老的肠道菌群会促进肠道的通透性和过早死亡。

对特别长寿的人（即百岁老人和超级百岁老人）的研究发现，他们体内的肠道菌群往往更多样化，比不那么健康的人有更多的肠道菌群。事实上，肠道菌群 alpha 多样性（指肠道菌群的丰度，菌种菌株的数目越多，alpha 多样性就越多）似乎是长寿的合理预测指标。这意味着，通过饮食或其他干预措施维持或促进肠道菌群的多样性，可能值得在老年人群中推广。即使在地理位置不同的百岁老人身体中，肠道菌群中的毛螺菌科、疣微菌科和阿克曼菌属都很丰富，这意味着这些可能是长寿和健康肠道菌群的普遍特征。另有研究表明，长寿人群的肠道菌群具有较好的灵活性和稳定性。

老年衰弱是一种与成功老龄化相对应的不健康的衰老进程，近年来的研究发现，老年衰弱与肠道菌群失调也有密切的联系。衰弱的肠道菌群最为一致的特征即是多样性的丧失，这种多样性丧失的原因很复杂，可能与饮食变化、运动能力或机会减少、长期居住在护理机构、抗生素暴露增加和药物变化等有关。饮食，特别是低膳食纤维和高饱和脂肪酸或高糖的饮食，更容易产生脆弱的肠道菌群。居住在社区的老年人在服用抗生素时，其肠道菌群的多样性急剧下降，但他们的肠道菌群最终会反弹到与抗生素使用前相似的水平。除了肠道菌群 alpha 多样性减少外，衰弱的肠道菌群中某些类群或物种的增加（包括梭状芽孢杆菌），也会导致感染、肠道疾病和神经中毒性症状等。脆弱的肠道菌群的组成与老年衰弱程度、精神心理健康状况、肌少症、全身炎症和其他健康状况相关，但这些是因果关系还是相关关系尚不清楚。

那么，如何形成健康的肠道菌群呢？第一，调整饮食结构。进食富含膳食纤维饮食的老年人可以改善健康状况，并将全因死亡率降低50%。此外，这些饮食干预已被证明可以增加肠道菌群的多样性和短链脂肪酸，并减少全身炎症。第二，补充益生菌。益生菌不仅有助于肠道菌群的多样性、稳定性，还可以改善免疫功能，如改善疫苗应答、减少感染、改善衰弱和其他晚年健康状况。

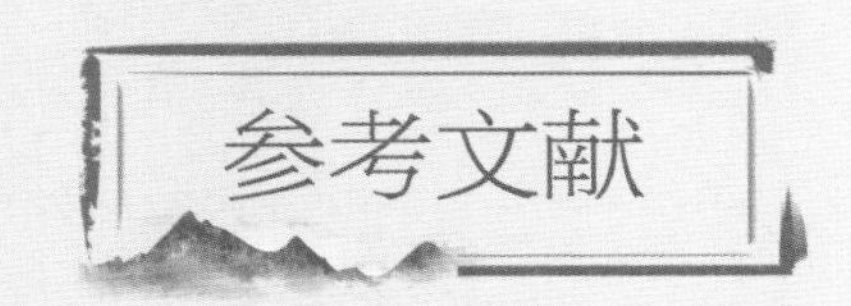

[1] 郑功成 . 实施积极应对人口老龄化的国家战略 [J]. 人民论坛·学术前沿，2020,(22):19-27.

[2] 中华医学会老年医学分会 , 郝秋奎 , 李峻 , 等 . 老年患者衰弱评估与干预中国专家共识 [J]. 中华老年医学杂志 ,2017,36(3):251-256.

[3]Kennedy K B,Berger L S,Brunet A, et al.Geroscience: linking aging to chronic disease[J].Cell,2014,159(4)：709-713.

[4]Matt K.How healthy is the healthspan concept?[J].GeroScience,2018 ,40(4).

[5] 高杰 , 张晓 , 魏超 . 不同性别的高龄老年人衰弱的差异研究 [J]. 中华老年医学杂志 ,2020, 39(11):1335-1339.

[6] 中国老年医学学会 . 老年衰弱门诊服务规范 (T/CGSS 023—2022)[J]. 中国临床保健杂志 ,2022,25(1):1-5.

[7]Veronese N,Stubbs B,Noale M,et al.Polypharmacy Is Associated With Higher Frailty Risk in Older People: An 8-Year Longitudinal Cohort Study[J]. Journal of the American Medical Directors Association,2017,18(7):624-628.

[8] 慈莉娅 , 杨长春 . 老年人衰弱综合征避免多重用药不良反应 [J]. 中华保健医学杂志 ,2021, 23(3): 211-213.

[9] 梁眉黛 , 杨秀颖 , 杜冠华 .2 型糖尿病诱导骨骼肌萎缩机制及常用降糖药影响研究进展 [J]. 药学学报 ,2022,57(3):568-575.

[10]Schoufour D J,Overdevest E,Weijs M J P,et al.Dietary protein,exercise,and frailty domains[J].Nutrients,2019,11(10):2399.

[11]Cruz-Jentoft A J,Baeyens J P,Bauer J M,et al. Sarcopenia: European consensus on definition and diagnosis: report of the European Working Group on sarcopenia in older people[J]. Age and ageing, 2010, 39(4):412-423.

[12]Cruz-Jentoft A J,Bahat G,Bauer J,et al.Sarcopenia: revised European consensus on definition and diagnosis[J].Age and ageing, 2019, 48(1): 16-31.

[13] 刘娟,丁清清,周白瑜,等.中国老年人肌少症诊疗专家共识(2021)[J]. 中华老年医学杂志 ,2021, 40(8): 943-952.

[14]McLeod M, Breen L, Hamilton D L, et al. Live strong and prosper: the importance of skeletal muscle strength for healthy ageing[J]. Biogerontology, 2016, 17(3): 497-510.

[15] 孙超,侯莉明,简伟明,等.我国 60 岁以上老年人群肌少症患病率及相关因素调查 [J]. 中华老年医学杂志, 2021, 40(8) : 981-986.

[16]Choi Y, Cho J, No M, et al.Re-Setting the Circadian Clock Using Exercise against Sarcopenia[J]. International Journal of Molecular Sciences,2020,21(9):3106.

[17] 张宏,侯维维,李韦韦,等.中西医结合干预 ICU 获得性衰弱研究进展 [J]. 中国中西医结合急救杂志 ,2021,28(6):751-754.

[18] 周白瑜.于普林.重视老年人肌少症的防治工作 [J]. 中国实用内科杂志, 2022, 42(8): 617-619.

[19]McGregor R A, Cameron-Smith D, Poppitt S D. It is not just muscle mass: a review of muscle quality, composition and metabolism during ageing as determinants of muscle function and mobility in later life[J]. Longevity and healthspan, 2014,3(1): 9.

[20]Wen Zhong, Hong Zhang, Weiwei Li, et al. Efficacy and safety of electrical myostimulation for sedentary elderly people at risk of primary

sarcopenia: a systematic review and meta-analysis[J].International Journal of Gerontology, 2020, 14(2): 90-98.

[21] 党俊武 . 老龄蓝皮书 : 中国城乡老年人生活状况调查报告 [M]. 北京 : 社会科学文献出版社 ,2018.

[22]Landi F, Liperoti R, Russo A, et al. Disability, more than multimorbidity, was predictive of mortality among older persons aged 80 years and older[J]. Journal of Clinical Epidemiology,2010,63(7):752-759.

[23]Yoshiaki T,Takuya O,Kenji T, et al.Nutrition Management in Older Adults with Diabetes: A Review on the Importance of Shifting Prevention Strategies from Metabolic Syndrome to Frailty[J]. Nutrients,2020,12(11):3367.

[24]Martinot P, Landré B, Zins M, et al. Association Between Potentially Inappropriate Medications and Frailty in the Early Old Age: A Longitudinal Study in the GAZEL Cohort[J].Journal of the American Medical Directors Association, 2018,19(11):967-973.

[25] 国家重点研发项目 (2018YFC2002400) 课题组 . 高龄老年共病患者多重用药安全性管理专家共识 [J]. 中华保健医学杂志 ,2021,23(5):548-554.

[26] 李伟 , 孙艳 , 尹文强 , 等 . 老年人医疗保健品消费行为及影响因素 [J]. 中国老年学杂志 ,2021,41(19):4394-4398.

[27] 周长甫 , 倪红英 , 徐理 , 等 . 服用保健品对老年疾病的影响与干预 [J]. 中华保健医学杂志 ,2018,20(4):355-356.

[28] 雷雯 , 陈国兵 . 老年衰弱的免疫衰老以及免疫干预研究进展 [J]. 老年医学与保健 ,2020,26(4):512-515.

[29] 顾恪波 , 孙桂芝 . “卫气”与免疫相关性研究进展 [J]. 江苏中医药 ,2012,44(10): 75-77.

[30] 张子涵 , 杨欢 , 黄庆生 , 等 . 细胞因子介导的骨骼肌系统与免疫系统间调控网络 [J]. 医用生物力学 ,2022,37(2):374-378.

[31]Anabolic Heterogeneity Following Resistance Training: A Role for Circadian Rhythm? [J].Frontiers Physiology,2018,9.

[32] 郭岚，王平.《黄帝内经》长寿理论与方法探析 [J]. 中华中医药杂志,2011,26(6):1264−1266.

[33]Selim C,Tamar T,L J K.Cellular senescence and senolytics: the path to the clinic[J]. Nature medicine,2022,28(8):1556−1568.

[34]Victoria M,André C,Valentina S, et al. Senescence atlas reveals an aged−like inflamed niche that blunts muscle regeneration[J].Nature,2022.

[35]A. T R,Tony C W. Asynchronous, contagious and digital aging[J]. Nature Aging, 2021,1(1):29−35.

[36]Ming X,Tamar P,N J F, et al. Senolytics improve physical function and increase lifespan in old age[J]. Nature Medicine,2018,24(8):1246−1256.

[37]D V B,D E V,R E M, et al. The Gut Microbiome, Aging, and Longevity: A Systematic Review[J]. Nutrients,2020,12(12):3759.

[38]A M J,B I J,Michelle B, et al. Erratum to: signatures of early frailty in the gut microbiota[J].Genome Medicine,2016,8(1).

[39]R K A,Jon S G,Jin S S, et al.Evolutionary trends in host physiology outweigh dietary niche in structuring primate gut microbiomes[J].The ISME journal,2019,13(3):576 - 587.